La medicina del dolor

Sección: Libros útiles

Dr. Henri Rubinstein:

La medicina del dolor

El Libro de Bolsillo
Alianza Editorial
Madrid

Título original: *Médicine de la douleur.*
Traductora: Celina González.

Calle Milán, 38. Teléf. 200 00 45. 28043 Madrid.
ISBN: 84-206-0470-4
Depósito Legal: M. 25.786-1990
Papel fabricado por Sniace, S. A.
Impreso en Lavel. Los Llanos, nave 6. Humanes (Madrid)
Printed in Spain

Prefacio

Además de estudiar los mecanismos del dolor, distintos tipos de síndromes dolorosos y sus modalidades terapéuticas, este libro describe el uso que hace nuestro cuerpo de la sensación dolorosa y la manera en que una persona se comporta, en cuerpo y alma, ante el dolor.

Este libro pretende asimismo ser un modo de empleo en el sentido literal del término, una guía destinada a ayudar a las personas que sufren a comprender los efectos y la finalidad de los tratamientos que les aplican, así como una guía para el empleo correcto de la medicina frente al dolor y, por qué no, ¡una guía del uso correcto de los médicos por los enfermos!

1
El dolor

Introducción

El dolor es tan viejo como la humanidad. La lucha contra el dolor es tan antigua como la medicina. Mucho antes de los primeros balbuceos del arte de curar, la magia trataba de combatir el dolor, de expulsarlo del cuerpo. En nuestros días sigue siendo el síntoma dominante, la razón principal de consultar al médico. Al menos un 80 % de las consultas médicas están motivadas por el dolor. Éste inquieta, alarma, interfiere brutal o insidiosamente en la vida normal. La seguridad cotidiana y familiar del cuerpo que funciona en «el silencio de los órganos» se ve turbada de repente. El dolor está ahí, lo demás no cuenta. Vencerlo se convierte en la preocupación inmediata de la persona que sufre. Es evidente que los médicos se encuentran en primera línea en la lucha contra el dolor: a ellos solemos recurrir en primer lugar, a los técnicos del cuerpo que sufre, que comprenden lo que nos pasa, nos alivian y curan. Acuden a la cabecera del enfermo de madrugada, mitigan su sufrimiento, calman su angustia y toman medidas de urgencia que aseguran su curación.

Esta visión idílica suele ser, por desgracia, insuficiente. La desaparición del dolor rara vez es rápida, rara vez completa, a veces imposible. El dolor agudo, verdadero «timbre de alarma» que requiere medidas médicas urgentes, se transforma, se hace crónico, permanente, incapacita a la persona, se vuelve cíclico y evoluciona a través de ataques repetidos. Este dolor crónico se convierte en el centro de la vida de la persona, en el polo en torno al cual giran todos los acontecimientos de su vida cotidiana. Justifica los tratamientos médicos a largo plazo, el recurrir a medicinas paralelas, a prácticas mágicas, la desesperación de quien ya no sabe a quién acudir, del que no comprende lo que le ocurre y se siente abandonado con su sufrimiento, su angustia, su miedo a la enfermedad y la muerte.

Hay, efectivamente, una ambigüedad fundamental en el dolor: es la mejor y la peor de las cosas. La mejor, porque alerta a la persona. Hay algo que amenaza el cuerpo y hay que actuar con urgencia, cuidarse para apagar esa señal roja que parpadea, cuidarse para hacer callar esa sirena lancinante que aúlla. La medicina moderna conoce bien estas señales de socorro; sabe del dolor constrictivo de una angina de pecho, de las puñaladas de la perforación de una úlcera de estómago, del dolor frenético de un cálculo renal. Conoce asimismo los ataques agudos de dolor «moral», ataques de angustia, sin causa orgánica aparente, que despiertan a la persona en plena noche con el corazón desbocado y la garganta tan oprimida que no pasa nada por ella. La medicina moderna se encuentra en su terreno cuando un dolor agudo revela una enfermedad. Los signos son conocidos, se han descrito; la semiología del dolor permite efectuar un diagnóstico preciso, conocer las causas, llevar a cabo un tratamiento lógico, eficaz y curativo.

La medicina moderna no tiene una respuesta tan clara cuando se trata de dolores crónicos. El síntoma del dolor se convierte en la propia enfermedad, las causas fácilmente curables se borran y desaparecen; queda el dolor, hecho existencial de larga duración en torno al cual se organiza la vida, a veces la supervivencia, del enfermo. De este dolor-enfermedad se pueden conocer las causas (reumatismo, cáncer, afecciones neurológicas), pero el médico, siendo su eficacia mínima o nula en estos casos, tiene que contentarse con tratamientos paliativos; si ni siquiera conoce las causas, hablará de dolores «nerviosos», dolores «mentales», de «depresión» o de dolores «psicógenos», y el enfermo, la persona que sufre, será abandonada por su médico o —para bien o para mal— entregada, atada de pies y manos, a los psiquiatras.

Afortunadamente, para enfrentarse a los problemas tanto teóricos como prácticos que plantean los dolores crónicos, ha nacido una nueva especialidad médica: la *algología* (medicina del dolor). Los médicos del dolor se esfuerzan por comprender los dolores crónicos, por buscar una causa precisa que sea susceptible de tratamiento etiológico (tratamiento de la causa), que habría pasado desapercibida en las investigaciones diagnósticas habituales, por proponer un tratamiento que tenga en cuenta la personalidad del sujeto, un tratamiento que pueda acompañar, ayudar y aliviar al que sufre durante muchos años. Esta difícil medicina, que requiere escuchar atentamente al paciente, es, en el verdadero sentido de la palabra, una medicina «general», una medicina total. Junto a éxitos indiscutibles, muchas veces es decepcionante tanto para el enfermo como para el médico. En efecto, en el caso de los dolores crónicos, más que en otras situaciones patológicas, sufre toda la persona, física y moralmente. El famoso círculo psicosomático, o mejor somatopsíquico, constituye en este caso un círculo de hierro difícil o imposible de romper. Los descubrimientos recientes de las ciencias neurológicas han aclarado los componentes químicos de las emociones y el dolor, y comienzan a ser descritas las relaciones entre el estado de ánimo y la salud. El dolor físico y el dolor moral pueden ir a la par hasta confundirse. La labor del médico no puede ser más compleja ni apasionante. Los médicos del dolor se encuentran en el centro del círculo vicioso, dolor crónico-personalidad del sujeto. Tratan de romperlo por diversos puntos; toda acción positiva es legítima. Un ser humano que sufre, apenas es un ser humano, pues se halla privado de la dimensión de la salud, de la del placer, y encerrado tras los barrotes del sufrimiento, emparedado en su dolor. El médico podrá a veces hacer saltar todos los barrotes, otras veces sólo abrirá un tragaluz para ver el cielo azul. Siempre deberá tratar de ayudar al enfermo a comprender lo que le pasa, si es incapaz de liberarlo realmente.

Excluyo voluntariamente la actitud religiosa, que otorga al dolor un valor positivo. Aunque se pueda decir como Baudelaire: «Bendito seas, Señor, que das el dolor», esta toma de partido constituye para un médico la negación de su oficio y, lo que es más grave, la negación de su conocimiento científico moderno que, al revelar los mecanismos del dolor crónico, pone a la luz el peligro mortal que hace correr a la vida en su dimensión de placer o sencillamente de realización. El dolor, «remedio divino de nuestra impureza», «nobleza única», se halla ciertamente, como vamos a ver, inscrito en las estructuras neuropsicológicas del hombre, pero está ahí como mecanismo de alarma que contribuye a la supervivencia de la especie, y no como modo de vida ni mucho menos de futuro. Hay que reconocer el mérito de la medicina moderna al rechazar un fatalismo impotente y afrontar el síntoma que amenaza y destruye el equilibrio y la felicidad de la persona.

El término «síntoma» se emplea a propósito; el profesor Paul Milliez observa justamente que el dolor crónico es una enfermedad en sí misma, que se reduce a su síntoma. Además, es relativamente reciente en la historia de la medicina abordar como una entidad nosológica el estudio y tratamiento de un síntoma. El profesor Milliez ha abierto el camino al estudiar el síntoma de la hipertensión arterial, que era una señal presente en numerosas afecciones, para extraer una verdadera enfermedad, la hipertensión arterial, con causas, mecanismos y tratamiento propios. Esta nueva actitud médica es muy importante, y hay que resaltarla. Se trata de un cambio metodológico profundo del que apenas somos conscientes. El dolor ya no es un síntoma producido por esta o aquella enfermedad, sino una enfermedad en sí mismo cuyas causas y tratamiento hay que descubrir. La fatiga ya no es un síntoma que se encuentra en diversas afecciones, sino una enfermedad que se puede diagnosticar y tratar. Los estados ansiodepresivos y la hiperexcitabilidad neuromuscular ya no son síntomas de otras afecciones, sino estados patológicos autónomos originados por trastornos neurobioquímicos o metabólicos específicos sobre los que se puede actuar de modo igualmente específico.

La perspectiva actual se aleja de la especialización tradicional. Una poliartritis crónica es una afección reumática que hace sufrir, pero el dolor no es una enfermedad reumática. Para combatir el dolor de la poliartritis hay, desde luego, que conocer los procesos reumáticos, pero también ser un médico del dolor. La especialización tradicional extremada, que divide a la persona en trozos, por aparatos, por órganos, hasta por partes de un órgano (¿es usted especialista del oído derecho o del izquierdo?), muestra de modo trágico sus insuficiencias y su ineficacia frente a las afecciones globales del organismo.

La medicina del dolor es un buen ejemplo de este movimiento que se está iniciando. Tratar a una persona que sufre supone recurrir, como vamos a ver, a todas las especialidades médicas, tanto para el diagnóstico como para el tratamiento. Lo mismo ocurre cuando se trata de ayudar a una persona fatigada, hipertensa, depresiva, etc. Asimismo, para tratar a un enfermo de cáncer, el médico tiene que ser especialista en el desarrollo anárquico de las células del organismo humano; pero un cáncer no es sólo eso: es una enfermedad de todo el organismo, por lo que su tratamiento debe ser global, no reducirse a la «liquidación» por todos los medios de las células patológicas, ¡con el riesgo de emplear un martillo para matar una mosca!

A pesar de los errores, de los pasos exagerados o en falso, se siente la necesidad de volver a una medicina global. La moda, incluso el éxito, de las medicinas del terreno, las medicinas suaves o las paralelas es un ejemplo de esto. No hay, o no debería haber, más que una única medicina «dura» y «suave» al tiempo, y en cualquier caso adaptada a la realidad del enfermo que sufre. Por desgracia, cada cual se atrinchera en su posición, denostando y excomulgando al vecino o al colega. Los que más pierden son los enfermos, llevados de un sitio a otro, incomprendidos, a veces engañados, con frecuencia abandonados a su enfermedad.

Al querer hacer de la medicina una ciencia y una técnica, hemos convertido a la persona en una máquina que consideramos igual de fácil de reparar que el motor de un coche. Y, si un mecánico se rasca dubitativamente la cabeza ante una avería desconocida, sustituye todas las piezas hasta que por casualidad el coche «anda», ¿qué decir de los médicos que, con toda su buena voluntad, mandan al enfermo de especialista en especialista, cada uno de los cuales examina el órgano que conoce, absolviéndolo o implicándolo en el proceso patológico, y dejando al enfermo desconcertado con diferentes consejos mientras el dolor permanece invariable o se agrava? Siempre es el enfermo el que paga, con dinero (en Francia la sociedad cubre sus gastos al principio), con la vida arruinada, con decepciones, sufrimientos y desesperación. Si la medicina no es una ciencia, debe rodearse de todas las ciencias exactas modernas y recurrir a ellas, en el punto más avanzado de su desarrollo; por este motivo, es condenable la actitud empirista. Aunque el médico no lo sepa todo, aunque en la medicina nada se pueda establecer al cien por cien, la medicina sabe mucho; sabe qué errores debe evitar, cuáles son los tratamientos poco realistas o superados, cuáles son los tratamientos ineficaces y peligrosos. El médico, armado con los recursos de la ciencia moderna, se inclina sobre el cuerpo que sufre teniendo en cuenta que el todo es diferente de la suma de las partes; cada caso es único e irreductible a términos estadísticos. Cada enfermo es en sí mismo un caso, y un caso único. La medicina tampoco es un arte (afortunadamente, el tiempo de la medicina como arte ha pasado). Se trata de una vía nueva, entre el humanismo y la ciencia, que muchos médicos descubren y comprenden en el curso de su práctica cotidiana y que puede ayudar eficazmente a muchos enfermos.

¿Por qué el dolor, los nervios y el cerebro?

Los nervios, es decir, las vías y los centros nerviosos, forman parte del mecanismo íntimo del dolor y son el camino obligado que debe seguir. Todo dolor crónico o agudo pasa por las vías nerviosas en el momento de la percepción de la información dolorosa, de la transferencia de esta información hacia los centros nerviosos, de la lectura y de la vivencia de esa información dolorosa en el plano consciente y de la reacción del organismo a dicha información; reacción que se efectúa tanto en el plano consciente (vivencia dolorosa) como en el inconsciente, o mejor, no consciente. Hay automatismos que producen reacciones de defensa o de adaptación fisiológica del organismo al dolor poniendo en marcha mecanismos reguladores simpáticos y parasimpáticos, de mantenimiento del equilibrio frente a cualquier agresión.

Los «nervios» engloban asimismo el conjunto de sustancias bioquímicas y neurohormonales que intervienen en el transporte y la modulación del impulso nervioso de la información dolorosa y en el control del humor.

Los «nervios», en sentido amplio, asimismo implican tanto la reacción global del psiquismo frente al dolor como las repercusiones mentales que provocan invariablemente los dolores crónicos. Muchos enfermos que sufren oyen decir a sus médicos que no tienen nada orgánico, sino que tienen «los nervios enfermos». En el lenguaje coloquial se dice con naturalidad: «Es de los nervios», al hablar de alguien que presenta de modo crónico un dolor físico y/o moral.

Por su propia imprecisión, el término «nervios» oculta el conjunto de problemas que plantean los dolores crónicos o agudos, ya se trate de un dolor en la pierna por un problema del nervio ciático, de dolores musculares relacionados con la hiperexcitabilidad neuromuscular o de dolores de las articulaciones provocados por la transmisión de informaciones de contracción y de inflamación por los nervios del sistema nervioso autónomo; ya sean dolores de cáncer, debidos a la compresión local de los nervios invadidos por el proceso tumoral, o, desde luego, dolores neurológicos reales, neuralgias o dolores de los centros nerviosos; ya se trate, en fin, del vasto problema de las reacciones psíquicas a los dolores crónicos en el marco del círculo vicioso dolor-depresión, depresión-dolor.

Voy a referirme, por tanto, a los mecanismos del dolor desde el punto de vista neurofisiológico; algunos conceptos están demostrados, otros siguen siendo hipótesis. De todos modos, la fisiología del dolor, tal como se describe actualmente, ofrece una idea incompleta del conjunto de la patología álgica, pero, por fragmentarios que resulten los datos adquiridos, son indispensables para comprender los remedios que se han empleado y las vías terapéuticas en las que se inscribe la investigación.

Este libro no trata en profundidad de los casos de dolor «timbre de alarma», dolor agudo que indica la existencia de una lesión específica en un órgano que requiere una intervención médica precisa y generalmente bien codificada. El dolor, entonces, forma parte de los síntomas de otra enfermedad y desaparece con el tratamiento de la misma.

Sin embargo, como vamos a ver, hay un buen número de dolores «timbre de alarma» agudos o subagudos, a veces de diagnóstico difícil, que respoden a tratamientos relativamente sencillos y sin secuelas. Estos dolores, que tienen una causa pero es desconocida, son los que justifican el arsenal de investigaciones complementarias de que disponen los médicos del dolor. Estos dolores, agudos en origen, se hacen crónicos porque no se diagnostican ni tratan de forma adecuada; pueden hacer sufrir al enfermo durante años, incluso durante decenas de años, y luego desaparecer para siempre si se les reconoce y trata convenientemente.

El problema de los dolores crónicos reales es distinto, pues aunque se suele conocer su causa, no se dispone todavía de un tratamiento etiológico (tratamiento de causa) satisfactorio. A este respecto, voy a desarrollar casos con sus diferentes modalidades de tratamiento y las estrategias terapéuticas empleadas por los médicos del dolor para atender y ayudar a los enfermos que los padecen.

Asimismo, voy a referirme a las estrechas relaciones existentes entre dolor y psiquismo, porque sufrir de modo crónico conlleva un repliegue sobre uno mismo, una ruptura con el mundo normal y una verdadera depresión secundaria, y porque hay auténticos estados depresivos que se manifiestan al principio en forma de dolores más o menos intensos o desconocidos. Ya sabemos que este diagnóstico de un estado depresivo puede ser aceptado por el enfermo si no se le presenta de forma brusca, sino, por el contrario, se le explican los pormenores y se le comentan sus modalidades terapéuticas. El estado depresivo suele ser insidioso, y su realidad, mal percibida por el enfermo, que lo niega y busca con su médico o con otra persona una causa orgánica precisa sin connotaciones psicológicas. En estos casos, la labor del médico no consiste en decirle: «No tiene usted nada», «es una enfermedad nerviosa», «vaya al psiquiatra», sino en explicarle por qué ha llegado a esa conclusión, todo ello después de haber eliminado, del modo más exhaustivo posible, una probable causa orgánica. En estos casos, la experiencia de los centros contra el dolor demuestra que el enfermo, cuyo médico se ha tomado la molestia de explicarle su diagnóstico y las razones de su actitud terapéutica, acepta bien y soporta con éxito un tratamiento psicótropo (un tratamiento antidepresivo, por ejemplo).

Los médicos del dolor se suelen enfrentar a casos de dolores crónicos, en particular en el caso de los reumáticos, en que sólo se puede ayudar a los enfermos con tratamientos paliativos a mantener un nivel de vida aceptable. En este contexto, desarrollo lo que se entiende por tratamientos naturales del dolor: métodos analgésicos (hidroterapia, relajación, masaje), técnicas energéticas y fitoaromáticas. Permiten atenuar o vencer el dolor físico sin la dependencia y toxicidad de los medicamentos. También en este contexto adquieren todo su sentido los programas de «control del dolor» que se han llevado a cabo en Estados Unidos y Europa, destinados a enseñar a la persona que sufre de modo crónico a familiarizarse con el dolor, a dominarlo y, si no es posible olvidarlo, al menos a asumirlo de forma personal.

Es en el seno mismo de los mecanismos neurohormonales y neurobioquímicos del dolor donde la antigua dualidad entre dolor moral y dolor físico parece caduca. Cito en este libro algunos mecanismos de hiperexcitabilidad neuromuscular que alimentan estados denominados de dolor moral, estados de ansiedad o depresivos acompañados de dolor o de manifestaciones orgánicas diversas. Actualmente, es evidente que el simple tratamiento médico de trastornos metabólicos de la hiperexcitabilidad neuromuscular hace remitir y desaparecer los síntomas de ansiedad, diversos dolores orgánicos, astenias y falta de impulso vital, estados todos ellos en los que se unen el dolor físico y moral. Se trata de una nueva demostración de resultados positivos que han sido posibles gracias a una perspectiva global del enfermo.

Todo médico que se ocupe de los dolores crónicos se tiene que enfrentar, por desgracia, al terrible problema de los dolores terminales de enfermos para quienes no existe ninguna esperanza de curación. A este respecto, defino lo que debería ser, en mi opinión, una actitud médica coherente frente a dichos pacientes, cuál es el uso legítimo que se puede hacer de los antálgicos principales de que disponemos, así como hasta dónde se debe llegar. Tras haber descrito el arsenal médico-quirúrgico, los tratamientos naturales y los programas de control del dolor, será estimulante hablar de las perspectivas que se abren en el tratamiento del dolor crónico, concretamente de lo que puede que sea una revolución, la aspirina del siglo XXI, el dimetilsulfóxido (DMSO), cuya historia contaré para examinar sus méritos y enseñanzas.

Los médicos del dolor

Antes de entrar en detalle en la fisiología y la patología del dolor, es útil recordar la historia de la lucha contra el sufrimiento y la de los médicos responsables de esta batalla. El conjunto de respuestas aportadas a esta plaga se ha ido enriqueciendo desde el enfoque mágico irracional hasta la concepción moderna de las clínicas del dolor. En la historia médica del dolor hay poco espacio para la psicología: puesto que cada caso es particular, la psicología del dolor se reduce rápidamente a lugares comunes. Es, en cambio, en el propio seno del acto médico, de la relación médico-enfermo, en los problemas específicos que plantean ciertos dolores y algunos enfermos, de donde se pueden extraer los principales rasgos de una psicopatología del dolor.

Aunque las filosofías y las religiones desde siempre han tratado de explicar el dolor y enseñado modos de aceptarlo, la medicina, por el contrario, desde sus comienzos empíricos, se ha esforzado en aliviarlo. La concepción del sufrimiento sagrado, enviado por los dioses a los hombres, dominó a la humanidad durante mucho tiempo, y aún se sigue encontrando en algunos pueblos primitivos. Un demonio, una flecha, un fluido mágico penetra en el cuerpo; el hechicero, el curandero o el chamán, mediante la magia, con frecuencia a través de una pequeña herida, hacen salir el dolor y alivian a la persona. Estas prácticas, cuya forma apenas se ha modificado, idénticas en la concepción del mundo y de los acontecimientos que presuponen, son parecidas a las de los curanderos modernos y otros taumaturgos. Incluso en nuestra civilización hiperdesarrollada, la necesidad de lo irracional y la búsqueda de una solución misteriosa siguen teniendo mucha fuerza y estando presentes. Llegamos a preguntarnos (en las redacciones de los últimos cursos de bachillerato o en las revistas) si la persistencia de esta necesidad se relaciona con una hipotética naturaleza humana o con la supuesta deshumanización técnica de nuestra sociedad.

Desde Hipócrates, la actitud médica desacralizó el dolor, percibido como un estado «contra natura», que manifestaba un desequilibrio debido a factores exteriores (régimen, clima, etc.) que el médico debía corregir. Esta concepción hipocrática fue posteriormente retomada por Aristóteles y Platón, que veían en el dolor una emoción contraria a la emoción-placer; emoción nefasta que había que aprender a combatir. Esta emoción, que para Aristóteles repercutía en el corazón, será transformada en sensación por Galeno al comienzo de la era cristiana, dolor-sensación que él será el primero en localizar en el cerebro. Paralelamente al desarrollo de estas consideraciones teóricas, los griegos y los romanos utilizaban las propiedades calmantes de numerosas plantas (mandrágora, adormidera, hachís) y del alcohol para hacer olvidar las penas y «embrutecer» a los pacientes antes de una operación. En la Edad Media había pócimas secretas, soporíferas, propiedad de los cirujanos, que las empleaban antes de una intervención. Puesto que el dolor se consideraba una fatalidad, el hecho de que el analgésico obtenido fuera precario no planteaba muchos problemas.

Las grandes exploraciones, y concretamente el descubrimiento de América, enriquecieron la farmacopea de las plantas exóticas con la coca que los indígenas de América del Sur empleaban desde hacía tiempo para calmar sus males. La época moderna de la lucha contra el dolor comienza con el descubrimiento de la anestesia general. En 1799, las propiedades anestésicas del protóxido nitroso (gas hilarante) fueron descubiertas por Humphry Davy, que empleó la acción hilarante para calmar migrañas y aliviar los dolores de las extracciones dentales. Este descubrimiento no se aplicó durante mucho tiempo, lo mismo que los efectos letárgicos del éter (Michael Faraday, 1818). Hasta 1846, cuando Morton realiza en los Estados Unidos, en Boston, la primera anestesia quirúrgica pública con éter, no comienza a resultar familiar la idea de que se puede remediar el sufrimiento. En 1852, en Edimburgo, la reina Victoria dio a luz tras haber sido dormida con cloroformo, cuyas propiedades sobre los animales habían sido demostradas en 1847 por Pierre Flourens en Francia. Poco después, en Gran Bretaña, James Young Simpson aplicó el cloroformo al hombre, lo cual produjo un gran escándalo; los teólogos se preguntaban si estaba permitido dar a luz sin dolor; los cirujanos consideraban que el dolor era un signo precioso antes de una intervención y durante la misma. Estas resistencias se vencieron con rapidez, y poco a poco un flujo de medicamentos calmantes fue engrosando las armas contra el dolor. La morfina, descubierta por Seguin en 1804 y obtenida en forma de cristales por Friedrich Sertürner en 1806, y la cocaína (Niemman, 1860) comenzaron a emplearse de forma habitual. La aspirina (1809) y los barbitúricos (en principio, el veronal o barbital, 1903) se usaron como somníferos y antálgicos.

La anestesia general continuó progresando con el empleo del ciclopropano (R. M. Waters, 1930). La profesión de anestesista se convirtió en autónoma en Francia en 1935 con la fundación de la Sociedad de Anestesia y Analgesia. La anestesia local y general se universalizó.

Es evidente que las guerras de 1914-1918 y de 1939-1945 contribuyeron en gran medida al desarrollo de las técnicas de la anestesia. Desde comienzos de siglo aparecieron técnicas de cirugía del dolor (1901, neurotomía retrogaseriana, de Spiller y Frazier; cirugía del simpático, de René Leriche; 1928, liberación del nervio ciático, de Petit-Dutaillis) que se fueron perfeccionando. Los primeros centros contra el dolor se inauguraron al comienzo de los años setenta, primero en los Estados Unidos, después en Gran Bretaña y recientemente en Francia.

Es sorprendente tener en cuenta hasta qué punto es reciente la historia médica de la lucha contra el dolor; técnicas tan indispensables como la anestesia, medicamentos tan esenciales como la aspirina y el gardenal sólo tienen un centenar de años. El concepto de «clínica del dolor», haciendo referencia a los principios hipocráticos del hombre total, existe desde hace unos veinte años. ¡No es de extrañar que queden tantos progresos por realizar!

No se puede comprender la especialidad, la génesis y el desarrollo de la relación médico-enfermo en el caso de las afecciones crónicas dolorosas a partir de una hipotética función mental del dolor, sino a través del concepto de comunicación. El dolor es un fenómeno, una sensación, una emoción —por ahora importa poco el término empleado— estrictamente individual y personal. Aunque el médico tenga los conocimientos técnicos y científicos del dolor, incluso aunque conozca sus propios dolores, no sabe absolutamente nada del dolor de otra persona, del del enfermo que le viene a consultar. Es necesaria, por tanto, la comunicación. El instrumento, el medio de esta comunicación es el lenguaje. Así pues, el análisis fenomenológico del «lenguaje del dolor» constituye el primer paso para comprender qué es el dolor.

En este lenguaje, como en cualquier otro, intervienen tres funciones: expresión, comunicación y simbolización. Estas tres funciones están inscritas en el organismo, en distintas estructuras específicas, de las más simples a las más complejas, del cerebro y los nervios. La inscripción en el cuerpo de los fenómenos dolorosos permite comprender las modalidades concretas de expresión del dolor que presenta una persona determinada, así como las modulaciones necesarias que experimentará dicho dolor en función de la relación médico-enfermo, de las distintas terapias y de la relación del enfermo con su entorno y con su medio sociocultural. Los estudios precisos del lenguaje del dolor, o más sencillamente, el registro de las palabras empleadas para describir y calificar un dolor —trabajo llevado a cabo por la escuela americana (McGill)— constituyen un ejemplo práctico de la correlación entre un sistema lingüístico y un sistema fisiológico. Superando el célebre aforismo de Lacan: «El inconsciente está estructurado como un lenguaje», habría que decir: «El lenguaje del dolor está estructurado como las vías neurofisiológicas del dolor». Los tres niveles de la estructura del lenguaje del dolor dan cuenta de la relación del enfermo con el dolor (expresión), de la relación del enfermo con el médico (comunicación) y, por último, de la relación del enfermo con el mundo (simbolización).

La expresión del dolor recurre al vocabulario del dolor y, antes del vocabulario, al grito. «Me duele, grito». El grito constituye para los niños pequeños y los enfermos inconscientes el único medio de expresar su sufrimiento. El grito es una expresión vocal primitiva, incompatible con otras conductas como el sueño o la alimentación; es una reacción de despertar global cuyos mecanismos se encuentran en la sustancia reticular del tronco cerebral. Hay que tener en cuenta que el grito de un niño de pecho como reacción ante un dolor no difiere de los gritos como reacción a otras situaciones: el hambre, o el alejamiento de la madre. Estos gritos, manifestación de dolor y desagrado, determinan una reacción del entorno y se convierten rápidamente en una forma de manipularlo. La expresión del dolor se modela y afina en el curso de este intercambio, y la angustia primitiva evoluciona y se transforma en afectividad de relación. El sistema límbico, en relación con los órganos de los sentidos, modela la conducta en función de la experiencia. Es el lugar del aprendizaje, que sigue una dialéctica primitiva de castigo-recompensa. Se trata de un proceso de condicionamiento en el que los mensajes dolorosos intervienen de modo decisivo en la inhibición de la acción en curso, en la inmovilidad más o menos prolongada de la región estimulada y en la adquisición de reflejos de evitar dichos mensajes. Los mensajes dolorosos no son, desde luego, los únicos que crean este condicionamiento; la alimentación, el compañero sexual, la situación dentro del grupo, etc., contribuyen igualmente.

Para evitar los mensajes dolorosos, el hipotálamo pone en marcha sus mecanismos de control interno, en particular la producción de sustancias antidolorosas: las endorfinas. La maduración cerebral (modulación del mensaje doloroso original por el hipotálamo) se produce al mismo tiempo que la maduración de la actividad (el mundo se estructura en buena o mala conducta). El dolor recibirá después su forma, su tono definitivo, en la corteza cerebral, que posibilitará su expresión a través del lenguaje. El lóbulo frontal da al dolor su tonalidad afectiva. Tras una lobotomía frontal, los pacientes describen sus dolores sin afectividad; reconocen el dolor, pero ya no sufren, a pesar de que la percepción no se haya alterado.

El lóbulo parietal, en cambio, se encarga de la representación espaciotemporal del dolor, es decir, de la representación del dolor en el cuerpo. Las numerosas relaciones del lóbulo parietal con el tálamo, la sustancia reticular y la médula espinal permiten esta representación discriminativa del dolor. Tras una lesión temporal, el enfermo describe el dolor sin localizarlo, o localizándolo en el lado opuesto, como una sensación mal definida en el espacio y en el tiempo, mientras que la dimensión afectiva permanece invariable.

Esta percepción del dolor en dimensiones afectivas y espaciotemporales se consuma con la representación verbal de estas operaciones. El vocabulario se halla asociado al lenguaje del cuerpo y a la representación verbal de las acciones. Las palabras empleadas se toman prestadas de otras modalidades sensoriales o motrices. El vocabulario del dolor no es específico del mismo. Algunos enfermos que presentan una asimbolia del dolor perciben la estimulación, pero no reaccionan ante la agresión. Tienen gestos de defensa poco acusados o carecen de ellos y, aunque identifican el dolor, éste ha perdido su valor de amenaza. Una lesión del lóbulo parietal izquierdo cerca del pliegue curvo es la que provoca simultáneamente la asimbolia del dolor y perturbaciones de la imagen corporal. Estos hechos anatomicoclínicos permiten subrayar la dependencia común del lenguaje, el dolor y el conocimiento del cuerpo.

Los hemisferios cerebrales desempeñan papeles distintos; el hemisferio izquierdo (que suele ser el dominante en Occidente) controla los componentes analíticos y descriptivos del lenguaje del dolor; el derecho, su contenido afectivo y de relación. Un enfermo aquejado de una lesión en el hemisferio derecho manifestará una conducta indiferente a la enfermedad y el dolor, y parecerá haber olvidado hasta el sentido de las palabras que lo expresan.

Las diferencias «socioculturales» de apreciación del dolor según las civilizaciones, ya sea la oriental, la mediterránea o la anglosajona, por ejemplo, están relacionadas en parte con la dominancia hemisférica (hemisferio izquierdo, analítico; hemisferio derecho, afectivo).

La integración de los mensajes dolorosos se lleva a cabo al mismo tiempo que el desarrollo de las estructuras neurofisiológicas; el dolor es un hecho físico y psicológico que se introduce en el molde del lenguaje.

Este molde se ha extraído a partir de las palabras empleadas por los pacientes para describir sus dolores; hay términos de registro de la intensidad, de registro afectivo y de registro descriptivo que individualizan, según su repartición, perfiles particulares, características de una etiología (lumbalgia, zona, cáncer), que permiten seguir una evolución y distinguir un componente de somatización de otro de depresión.

Es evidente que este cuestionario tiene una especificidad cultural (la traducción francesa, aunque se ha validado en numerosos sujetos, no es la prueba inglesa) y un componente afectivo propio (los términos seleccinados no son neutros). A pesar de estas reservas, permite distinguir en el vocabulario del dolor el componente «afectivo-intensivo» del «analítico-descriptivo» que refleja el doble destino neurofisiológico de los mensajes dolorosos.

El molde del lenguaje, el código del lenguaje, las palabras del dolor hacen posibles, más allá de la expresión, la comunicación de la experiencia y su representación simbólica.

El lenguaje, y, antes que él, el grito y el gesto expresan el dolor, pero al mismo tiempo toman el entorno por testigo; tienen la función de una llamada de socorro. Los gritos del niño de pecho requieren la intervención apaciguadora de la madre, el establecimiento de la comunicación calma la angustia y disminuye el dolor a medida que éste logra expresarse. Es bien sabido, por ejemplo, que si un ser que sufre no se puede comunicar con otro (ataque nocturno de una persona aislada), vive su dolor en un estado de angustia extrema.

La relación médico-enfermo se establece en el marco de la «comunicación-llamada de socorro»; la descripción de su dolor por el enfermo es, desde luego, una contribución importante al diagnóstico; el paciente precisará la intensidad, el foco, el ritmo, etc., pero exigirá que se calme su angustia. No obstante, el alivio de la angustia depende tanto de lo que se dice como de lo que no se dice. La eficacia terapéutica o su ausencia dependen de que el médico sepa estar atento y transmita confianza. Las palabras imprudentes o poco afortunadas tienen un papel nefasto, a veces un valor predictivo a largo plazo.

En la relación médico-enfermo, la terminología empleada por el enfermo para definir su dolor refleja la «cualidad», el tono de la relación. Un recargo verbal expresado en el registro «intensivo-afectivo» es frecuente en los enfermos con dolores crónicos preocupados por obtener una terapia antálgica más eficaz. Por el contrario, el enfermo puede ir por delante del deseo de eficacia del médico; de modo inconsciente, mejorará para «agradarle». Ésta es una de las explicaciones del efecto placebo (acción terapéutica de un producto sin acción farmacológica real). Yo diría incluso que, para un médico, no «escuchar» el dolor expresado puede constituir una actitud terapéutica positiva, que conduzca al enfermo a no escuchar su dolor; esta actitud está en la base de ciertos métodos de tratamiento de la conducta.

El dolor expresado no se halla reservado exclusivamente al médico, es asimismo privilegio (a menudo muy gravoso) de los íntimos y especialmente del cónyuge. Los enfermos que padecen dolores crónicos no tienen la misma cara en su lugar de trabajo que con su familia. Asimismo, en su casa, la presencia de un extraño basta para modificar su actitud.

En el seno de la pareja, la conducta provocada por el dolor en uno o en ambos cónyuges suele ser un factor de tensión que engendra relaciones complejas. El dolor de uno puede convertirse en problema del otro o en su modelo. El dolor de uno puede competir con el del otro. Es posible que se establezca un diálogo pernicioso en el seno de la pareja. Uno de los efectos favorables de la hospitalización de los enfermos aquejados de síndromes dolorosos crónicos se explica por la ruptura de dicho diálogo patógeno.

Más allá del médico y la familia, la expresión del dolor se dirige a la sociedad. El derecho a la salud está reconocido en nuestra sociedad, y el contexto social contribuye a amplificar y a perpetuar el lenguaje del dolor. Son posibles todas las formas intermedias entre amplificación, reivindicación, sinistrosis e incluso simulación. Un dolor crónico representa una invalidez que puede ser consecuencia de un perjuicio, y debe ser reconocida y el perjuicio reparado. Por ejemplo, se constata con frecuencia que los dolores lumbares producidos por un accidente laboral son los más difíciles de atender, su pronóstico es menos fiable y son más «graves» que las lumbalgias que aparecen en otras circunstancias.

La simbolización del dolor es la tercera función que desempeña el lenguaje. El dolor se transforma en un concepto: a través del lenguaje, el sujeto accede a la conciencia de sí mismo; a través del lenguaje del dolor, el sujeto inscribe dicho dolor en la representación de su propia historia. El lenguaje es a la vez instrumento de la memoria, instrumento sociocultural e instrumento semántico. Mediante estos tres instrumentos se alcanza la vivencia del dolor en su dimensión simbólica. El lenguaje, depositario del recuerdo del dolor, opera para definir un dolor actual, comparándolo con los dolores anteriormente experimentados. Un pasado doloroso influye en el sujeto. Asimismo, le impresionan los dolores ajenos cuya historia ha escuchado, o los sufrimientos y síntomas que ha visto descritos en un libro o en los medios de comunicación, y además los concibe como amenazas contra su persona.

No vive de manera semejante el mismo dolor torácico una persona sin antecedentes médicos, una que ha tenido ataques de angina de pecho u otra cuyo padre ha muerto de infarto de miocardio. En nuestra sociedad, donde la medicina tiene un peso excesivo, el dolor percibido se modula por la adquisición cultural. El número de consultas por dolores cardíacos se dispara después de un programa de televisión dedicado a las enfermedades de corazón. Junto a sus aspectos benéficos en la prevención de enfermedades, éste es uno de los efectos nocivos inevitables de la información médica tal como se ha desarrollado en nuestros días. El lenguaje del dolor empleado por el paciente reproduce el discurso médico o seudomédico del que ha podido ser oyente, espectador o testigo. En este aspecto, bordeamos los límites de la intoxicación por las palabras, así como los problemas cotidianos de la información y la desinformación. No hablar de un problema es hacer que no exista; no oír hablar de un problema, no es saber que existe. La experiencia cultural en sentido amplio sustituye a la experiencia vivida. De modo sutil, la «representación» de la experiencia dolorosa, de la enfermedad en general, intoxica, altera, perturba, transforma la vivencia del enfermo. M. Jourdain, que hacía prosa sin saberlo, ¿fue más feliz al saberlo? Desde luego que un enfermo no sufre sin saberlo, pero ¿debe saber todo? Especialmente si este conocimiento es incompleto, arbitrario y produce ansiedad.

Las técnicas de conducta que citaba más arriba y a las que voy a volver a referirme son un modo de no «oír» sus dolores. No oír hablar de ellos es sin duda igualmente beneficioso.

Aunque la memoria intervenga de modo preponderante en la vivencia de un dolor actual, el recuerdo preciso de una experiencia dolorosa es, en cambio, imposible de evocar. Recordamos el componente «afectivo-intensivo», pero no el «analítico-descriptivo». Recordamos una situación emocional insoportable, pero son difíciles de revivir en el recuerdo, por falta de imágenes visuales o auditivas, sensaciones físicas precisas.

La influencia sociocultural es determinante en la percepción, la vivencia y el lenguaje del dolor. Tanto si recordamos a Esparta y a su nieto impasible mientras el zorro le devoraba el estómago, como los estoicos, los místicos que sufren en su propia carne los dolores de la pasión, los mártires exaltados por la tortura, o a los pueblos mediterráneos tradicionalmente considerados dolientes y blandos, es evidente que los comportamientos y las expresiones del dolor se modelan de forma distinta según las civilizaciones, las motivaciones filosóficas o las convicciones religiosas.

Algunos de los elementos culturales que forman el lenguaje del dolor son interesantes para el médico, en particular las nociones relativas a la enfermedad. Una afección dolorosa pero benigna suele ser descrita con un componente afectivo importante que manifiesta un estado ansiodepresivo o una somatización. Una afección grave, en cambio, de la que el paciente conoce el grave pronóstico (cáncer o paraplejía) suele ir acompañada de un componente afectivo tónico que manifiesta un psiquismo poco alterado. Pero la expresión del dolor en los enfermos puede también agravar la carga de ansiedad y las reacciones depresivas. La falta de proporcionalidad entre la gravedad de la enfermedad y sus repercusiones sobre el lenguaje del dolor explica asimismo el deslizamiento del dolor físico hacia el sufrimiento moral. Una relación profunda inscrita en el lenguaje y en las estructuras neurofisiológicas y neurohormonales une el dolor con el desagrado y la depresión. El sufrimiento moral ha adoptado el lenguaje del sufrimiento físico: una insatisfacción fundamental es una tortura, sea la sed, el hambre, un deseo no saciado, un dolor físico o una insatisfacción psicológica profunda. Si un dolor físico suele conllevar una depresión, ésta, al tomar prestada la máscara del lenguaje, es el cauce del dolor.

Las conductas frente al dolor, de las que son testigos la expresión, la comunicación y la simbolización del lenguaje, susceptibles de infinitas variaciones individuales y socioculturales, se están modificando, al menos en las sociedades avanzadas. El parto sin dolor ha sucedido a siglos de alumbramientos con sufrimiento. El derecho a la salud, a la ausencia de dolor, y a través de ellos, el derecho al placer, se han convertido en la reivindicación última. Toda la historia de victorias en la lucha contra el dolor testimonia esta fe en el progreso científico, nos hace esperar la realización de esta utopía largo tiempo deseada: no sufrir más. ¿Qué será entonces de nuestros dolores? La desaparición del término «dolor» del círculo vicioso dolor-depresión, depresión-dolor hará desaparecer el problema o subsistirá sólo la depresión, frente a un modo muy previsible a fuerza de ser positivo.

Sin llegar a la utopía algo deprimente del mejor de los mundos posibles donde todo dolor se excluya, podemos no obstante plantearnos la pregunta de si el dolor no es la cara oculta del placer. El propio lenguaje médico permite a veces suponerlo; la expresión «dolor exquisito» es empleada con naturalidad por los médicos, ¡aunque nunca se la he oído decir a un enfermo! Hay situaciones psicopatológicas muy conocidas que lo atestiguan claramente: el masoquista encuentra placer en el dolor físico y/o moral que se inflige, el éxtasis del mártir se aproxima al goce. La migraña no sólo sirve para expresar toda suerte de tensiones y angustias, sino también es necesaria para la economía fisiológica de la persona, cumple una tarea, proporciona una alternativa a la desesperación y a la satisfacción neurótica; en palabras de Borges, constituye «aparentes desesperaciones y secretas satisfacciones».

La propia neurofisiología confirma esta idea; el prurito

(sensación de picor a veces intolerable, en la mayoría de los casos sin soporte neurológico) proporciona un ejemplo particularmente demostrativo. El prurito, aunque no sea un dolor en el sentido estricto del término, emplea los mismos soportes anatómicos que la sensación dolorosa (receptores, fibras de transmisión y centros nerviosos). Ahora bien, rascarse no sólo alivia, transforma una sensación desagradable en una sensación de placer, que es lo que mantiene la unidad del sustrato anatómico entre las diferentes sensaciones: dolor, prurito, placer. Los mecanismos de integración de estas sensaciones distintas permiten en circunstancias particulares, fisiológicas o patológicas, modificar los ataques «normalmente» muy dolorosos y transformarlos en sensaciones de placer.

Estas consideraciones, aunque sean interesantes desde el punto de vista científico y teórico, no deben hacernos olvidar que el dolor es ante todo un drama para la persona. La lucha contra ese drama humano, lucha que ha sido desde siempre el objetivo de la medicina y los médicos, drama humano con mucha frecuencia mal comprendido, desatendido, calificado a veces de imaginario, es la que ha llevado a la creación de estructuras adaptadas para hacerse cargo del problema: las clínicas del dolor.

La descripción de la elaboración del lenguaje del dolor, su integración en los mecanismos de percepción, de elaboración y de tratamiento de las sensaciones definen el marco en el que se desenvuelve la labor de los médicos del dolor, teniendo en cuenta los numerosos datos a los que se enfrentan.

Las clínicas del dolor, o centros del dolor, o también consultas del dolor, parten de varios postulados de base:

— «El dolor es un fenómeno individual, monstruoso, y no una ley de la especie. Es un desorden (...) que debemos tratar de conocer bien para poder combatirlo mejor». (René Leriche).

— Los enfermos que presentan dolores crónicos deben ser considerados en función de su dolor, no de la afección que lo causa.

— Aunque el médico de cabecera «clásico» es quien

mejor conoce al enfermo, representa por desgracia una especie en vías de extinción, que ya no se adapta a la atención diagnóstica y terapéutica de los dolores crónicos.

Los centros contra el dolor constituyen una necesidad, pues un grupo de especialistas (neurólogos, reumatólogos, cirujanos, psiquiatras, acupuntores, inesiterapeutas, psicoterapeutas) permite al mismo tiempo interpretar la causa del dolor, comprender al que sufre, evaluar las consecuencias de la afección y establecer con más rapidez un programa de tratamiento mejor adaptado. Este programa de tratamiento es posible por la puesta a disposición de médicos y enfermos del conjunto de técnicas terapéuticas disponibles (fisioterapia, neuroestimulación, infiltraciones nerviosas, electroacupuntura, técnicas de conducta, etc.) agrupadas en un mismo lugar.

— La evaluación global de un síndrome doloroso, su diagnóstico y la puesta en marcha de uno o varios tipos de tratamiento son complejos y necesitan, para ser válidos, un equipo médico y paramédico especializado.

— Un tratamiento eficaz sólo se puede llevar a cabo en colaboración estrecha entre el enfermo y el equipo que le atiende. El objetivo del tratamiento, que es la reinserción lo antes posible del paciente en su medio familiar, social y profesional, sólo puede ser alcanzado si se define una estrategia contra el dolor, tanto para el diagnóstico como para la puesta a punto de una asociación terapéutica en la que pueden intervenir la alopatía y/o la medicina del terreno, la cirugía, la estimuloterapia, la reeducación funcional, las técnicas de conducta y la participación del enfermo en el tratamiento.

— El coste socioeconómico de los fenómenos dolorosos es enorme. Sólo una atención médica racional, especializada y segura puede evitar un sobrecosto aún mayor. El fracaso relativo de los tratamientos de estos enfermos, que se enfrentan a una multiplicidad de medicamentos, exámenes y hospitalizaciones, que minan su confianza y aumentan sus angustias y depresiones, impone a la sociedad la creación de estructuras de atención adaptadas a la naturaleza del dolor crónico.

Los mecanismos del dolor

Es bastante sencillo dar una descripción del fenómeno doloroso, pero inmediatamente se presentan numerosas excepciones y problemas no resueltos que han llevado a afirmar al Congreso Internacional del Dolor (Seattle, Estados Unidos, septiembre 1984) que hasta el momento no existe una «teoría unificada» del dolor.

En apariencia, las cosas son sencillas. Hay dos grandes tipos de dolores, en particular, muy conocidos por el público:

— el *dolor debido a una agresión exterior*, que afecta a la periferia, es decir a la piel; por ejemplo: una quemadura, un martillazo en los dedos, etc.;

— el *dolor debido a una lesión interna*, sea una migraña, un cáncer o una enfermedad reumática.

Otros dos tipos de dolor son menos conocidos:

— los *dolores aberrantes*, llamados también dolores de *deaferentización*, que sobrevienen tras una lesión o alteración locales de un nervio o de una red nerviosa y que no aparecen en el momento de la lesión, sino mucho tiempo después, semanas, meses o incluso años;

— por último, los dolores que parecen creados directamente por la psique, *dolores «imaginarios»*, lo cual no significa que los dolores no sean reales, sino sólo que no se encuentra una lesión que sea la causa.

Esta clasificación de los dolores en cuatro grupos por su origen: *externo, interno, aberrante* y *psíquico*, se debe a William Noordenboos (1982) y nos va a permitir orientarnos en la fisiopatología.

Sabemos que al principio el dolor es un estímulo que sigue las fibras nerviosas para llegar a la médula espinal; allí la sensación dolorosa se filtra, antes de proseguir su camino hacia el cerebro, gracias a mecanismos de control que van a modificar, modular, atenuar, a veces a aumentar y otras a suprimir la sensación dolorosa. Esta teoría del filtro o de la barrera ha sido descrita por Melzack con la expresión «teoría de la compuerta» *(gate system control)*. Si la barrera está abierta, la estimulación dolorosa pasa, llega al cerebro, donde se integra y traduce a una sensación de dolor. Si, por el contrario, la barrera está cerrada, no hay transmisión del impulso nervioso y, por tanto, no hay dolor. Hay que tener en cuenta que son posibles todas las fases intermedias entre la «puerta» abierta y la cerrada y, por tanto, todos los grados de dolor.

Vamos a ver qué sucede al aplicar este esquema global a las cuatro categorías del dolor, según su origen, descritas anteriormente.

El sistema que corresponde a los dolores externos es relativamente bien conocido. Para que un golpe o una quemadura, por ejemplo, provoquen una sensación de dolor, tienen que desencadenar un impulso nervioso en los nervios periféricos de fino calibre poco mielinizados (fibras Aδ) o no mielinizados (fibras C), lo que significa sin vaina aislante. Estos nervios conducen el impulso nervioso lentamente y poseen terminaciones libres bajo la piel. Por el contrario, los nervios que conducen los distintos estímulos no dolorosos (tacto, presión, etc.) están mielinizados (la mielina es una vaina aislante compuesta de una sustancia blanca fosforescente), son de gran calibre, de conducción mucho más rápida y no tienen terminaciones libres, sino un corpúsculo nervioso anatómicamente identificable (corpúsculo de Pacini para la presión ligera, corpúsculo de Golgi-Mazzoni para la presión fuerte, etc.).

Hay, por tanto, dos tipos de vías de conducción de distinta velocidad: una rápida, reservada a la sensibilidad no dolorosa, y una lenta, de pequeño calibre, reservada a la sensación dolorosa. Lo que llamamos «nervio», el nervio ciático, el nervio mediano, etc., es en realidad un haz de neuronas. Todas las células nerviosas, o neuronas, tienen un cuerpo celular, que se sitúa en un centro nervioso, y prolongaciones, dentritas y axones, que les permiten articularse con otras neuronas. En el caso de las células nerviosas, el axón es bastante largo (un metro en el nervio ciático), y el haz de axones corresponde a un nervio. En el caso al que nos referimos, el cuerpo celular de la neurona se halla situado en el asta posterior de la médula espinal.

La articulación entre neuronas se denomina «sinapsis». La sinapsis es en realidad un espacio en el que se producen cambios neurohormonales y eléctricos.

Los nervios colaterales de los nervios gruesos y los nervios delgados desembocan en el asta posterior de la médula espinal, que es donde se produce la modulación de la sensación dolorosa y donde se establecen los contactos entre las terminaciones medulares de los nervios gruesos y delgados a través de las sinapsis.

Resumiendo este primer punto, una sensación no dolorosa requiere exclusivamente las terminaciones diferenciadas de los nervios gruesos rápidos; una sensación dolorosa requiere además las terminaciones libres de los nervios delgados y lentos.

Después de encontrarse en el fascículo posterior de la médula espinal, los caminos de los nervios gruesos y finos se separan.

Los nervios gruesos siguen directamente los fascículos de Goll y Burdach, después el lemnisco mediano antes de llegar al tálamo, de cruzar la línea mediana y de unirse a un grupo de neuronas situado en medio del cerebro, que constituye el principal centro de tratamiento de las informaciones sensibles.

Los nervios delgados, por el contrario, toman el camino más largo, efectúan toda una serie de paradas sinápticas, cruzan la línea mediana, es decir, atraviesan la médula espinal de parte a parte y alcanzan otro fascículo ascendente, el fascículo espinotalámico, que también llega hasta los núcleos del tálamo.

Esta distinción bastante clara entre los fascículos de Goll y Burdach, directos, que conducen el estímulo no doloroso (tacto y presión) y el fascículo espinotalámico, no directo y con numerosas paradas, que conduce la sensación dolorosa, se complica sin embargo por el hecho de que el fascículo espinotalámico conduce asimismo la sensación de calor, incluso en ausencia de todo dolor.

En el plano de la médula espinal, se describen otras vías de transmisión de los mensajes dolorosos, en particular el fascículo espinorreticular que termina en la formación reticular (ver más abajo). La existencia de este fascículo, en relación con los centros simpáticos, explica las reacciones vegetativas (aceleración del corazón, transpiración, dilatación de la pupila, etc.) que se observan en los dolores intensos.

Recordemos, sin embargo, que todos los dolores de origen externo o interno necesitan del fascículo espinotalámico para expresarse. Por esta razón, los neurocirujanos pueden suprimir los dolores del cáncer cortando la fracción de fascículo espinotalámico correspondiente a la zona del cuerpo que está aquejada.

Este esquema, aunque claro, es desgraciadamente demasiado simple. La sensación dolorosa no es una sensación como las demás, es un fenómeno secundario que aparece por añadidura y necesita de la sensibilidad no dolorosa para manifestarse. Este «valor añadido», del que se podría prescindir perfectamente, se manifiesta de modo secundario después de la integración y el tratamiento de la información sensible recibida por el cerebro.

Además, el impulso doloroso no se puede comparar a la corriente eléctrica: no se puede prever ni medir; tampoco es proporcional a la intensidad del estímulo: una gota de agua que cae no hace daño, pero existe la tortura de la gota de agua. Un faquir, gracias sin duda a su gran concentración mental, puede quemarse la planta de los pies sin sufrir.

Los nervios delgados que conducen los mensajes dolorosos de la periferia hacia la médula espinal se denominan «nervios aferentes», pero no hay que olvidar que existen otros nervios delgados pertenecientes al sistema simpático (sistema nervioso autónomo) que conducen mensajes desde la médula espinal hacia la periferia (nervios eferentes). Los nervios eferentes también contribuyen a la sensación de dolor al descargar neuromediadores. Hay, por tanto, un diálogo entre los nervios delgados aferentes y los nervios delgados eferentes. Como dice el profesor Zimmermann, «charlan».

La distinción clásica entre neuronas de la sensibilidad no dolorosa y neuronas de la sensación dolorosa es puesta en duda por el hecho de que se ha demostrado (en los animales) la existencia de «neuronas convergentes», es decir, neuronas no específicas que responden igualmente a estímulos dolorosos y no dolorosos.

Puesto que, de hecho, somos poco capaces de comprender un dolor externo simple como un martillazo, ¿qué decir de los dolores de la segunda categoría, los que van unidos a una lesión interna? Desde luego que existe el recorrido de la sensación dolorosa por el fascículo espinotalámico, y también se admite la existencia de nervios delgados lentos y no mielinizados. Pero, en cambio, los órganos huecos (estómago, intestino, corazón) y el cerebro son insensibles e indoloros. Se les puede «pinchar, hacer una incisión, quemar las paredes de estas vísceras sin provocar el más mínimo dolor» (profesor Lhermite). Los fenómenos de distensión y espasmo son la causa de dolores agudos como los cólicos nefríticos o las migrañas. Tampoco se ha demostrado todavía la existencia de neuronas específicas que desempeñen un papel en la producción de dolores crónicos como los del reumatismo.

Si los dolores «clásicos» unidos a lesiones externas o internas plantean numerosos problemas no resueltos, siendo, en realidad, la única certeza la transmisión de la información por el fascículo espinotalámico, los otros dos tipos de dolor (dolores de «deaferentización» y dolores «psíquicos») se comprenden aún peor.

Los dolores de deaferentización son dolores aberrantes, extraños, incomprensibles, que son el resultado del daño de las aferencias nerviosas; es decir, de una lesión o alteración de un nervio o de un fascículo de nervios que van desde la periferia a la médula espinal.

El ejemplo más conocido es el del «miembro fantasma» de la persona a quien se lo han amputado. Es un dolor vivo, perfectamente localizado a la altura del miembro que ha desaparecido; por ejemplo, a la altura de la mano o el brazo, en el lugar en el que se encontrarían si todavía existieran. Los dolores, con frecuencia insoportables, pueden aparecer años después de la amputación. Es evidente que los mecanismos fisiológicos descritos anteriormente no pueden aplicarse en este caso; más aún, si se secciona el fascículo espinotalámico, el dolor no desaparece. Los neurocirujanos han renunciado a estas intervenciones que finalizan en fracasos.

Toda lesión que lleve directamente a un fascículo nervioso puede conllevar, años más tarde, dolores de deaferentización.

Puede tratarse de una lesión accidental; por ejemplo, una persona cuyo brazo haya permanecido parcialmente atrofiado y anestesiado después de un accidente (lesión traumática del plexo braquial) sentirá desarrollarse dolores extraños meses o años después del accidente: sensaciones de quemazón, de hormigueo eléctrico, contacto de los vestidos insoportable, etc.

Estos dolores de deaferentización pueden sobrevenir siempre que un tronco nervioso haya sido dañado y siempre con un largo retraso que se cuenta por años. Las causas de daño de los fascículos nerviosos son múltiples: accidentes, intervenciones quirúrgicas, radioterapia en los casos de cáncer, de la mordedura de un animal, de una afección vírica (zona), etc.

Los dolores de deaferentización son por tanto muy numerosos. Según el profesor Mazars, en cuanto a invalidez y hospitalización, representan más de la mitad del coste social del dolor en Francia.

Por el momento no disponemos de una explicación completa y satisfactoria del mecanismo de aparición de los dolores de deaferentización, unidos a una afección de los nervios gruesos que, normalmente, inhiben a los nervios delgados en la médula produciéndose una pérdida de esta inhibición fisiológica *(gate system control)*. Sabemos que estos dolores no dependen del fascículo espinotalámico, y cabe suponer que sea en el propio cerebro donde el sistema de producción y tratamiento del dolor se perturbe.

Nuestra cuarta y última categoría de dolores, los dolores «psíquicos» o «imaginarios», es también poco conocida. Son dolores reales, que se localizan en la cabeza, el abdomen o los genitales. Parecen directamente creados por la psique y corresponden a veces, aunque no siempre, a afecciones psiquiátricas bien caracterizadas, como la neurosis obsesiva o las depresiones endógenas.

Tenemos entonces nuestras cuatro categorías de dolor, o de mensaje doloroso, que han recorrido vías más o menos conocidas, en los nervios, las raíces posteriores y los cordones posteriores de la médula espinal, y han llegado a la base del cerebro, muy lejos todavía del nivel consciente.

El *tálamo* es el centro sensible más importante situado en medio del cerebro. Diversos núcleos celulares reciben el conjunto de información que se refiere a la sensibilidad no dolorosa y a las sensaciones dolorosas.

El fascículo espinotalámico se proyecta en tres zonas del tálamo: el nudo ventral posterior lateral, el más importante, y las regiones ventropostero posterior y mediana. Las neuronas del tálamo reciben los mensajes dolorosos y transmiten información sobre la localización, intensidad y duración de dichos mensajes. Se ha demostrado en las ratas artríticas la existencia en el tálamo de neuronas concretas que sólo responden al movimiento de las articulaciones enfermas.

Otras zonas del cerebro se hallan implicadas en la sensación de dolor:

— el *sistema reticular*, que controla el sueño y la vigilia;

— el *hipotálamo*, que regula la tensión nerviosa. Veremos que una tensión brutal puede provocar un choque psicológico que atenúe o suprima completamente el dolor; así, los médicos del S.A.M.U.* saben que quienes han sufrido un accidente de carretera grave suelen afirmar que no sufren;

— el *sistema límbico*, verdadero cerebro de las emociones;

— la *sustancia gris periacueductal*, de descripción más reciente, cerca de la base del tálamo, que es la zona privilegiada para aplicar la estimulación eléctrica antálgica[1].

Por último, la corteza cerebral, el cerebro consciente, es decir, la sede de las facultades intelectuales, desempeña un papel en la percepción y la modulación de las sensaciones dolorosas[2].

El área somestésica primaria S_1 y el área del esquema corporal (donde se forman las imágenes de nuestro cuerpo) tienen interacciones aún no bien conocidas con las principales formaciones subcorticales del cerebro.

El conjunto de estas estructuras nerviosas centrales y periféricas funciona a través de sustancias químicas y neurohormonales a las que hay que referirse a continuación.

Distintos mediadores químicos determinan o favorecen el nacimiento del impulso doloroso; el conocimiento de éstos permite explicar el modo de funcionar de ciertos medicamentos antálgicos.

Las *aminas (histamina* y *serotonina)*, la *noradrenalina*, la *bradiquinina*, las *prostaglandinas* y la sustancia *P*, así como los *iones de hidrógeno* y los *iones de potasio* son mediadores químicos presentes en el plano de los focos

---

* Ambulancias adscritas a los servicios de urgencias.

[1] Ver más adelante el capítulo sobre las terapias de estimulación.

[2] El lóbulo frontal es capaz de decir no al dolor.

dolorígenos (que originan el dolor), y actúan conjugando su acción.

La *histamina* tiene una función en los dolores vasculares de la cara y quizás en la cefalea migrañosa.

La *serotonina* también está presente en el ataque migrañoso.

La *acetilcolina* no actúa por sí misma, sino que reduce el umbral de excitabilidad de los receptores al dolor y amplifica la acción de la histamina.

El *cloruro de potasio* actúa en el plano del esfuerzo muscular sostenido, y su pérdida extracelular explica algunos dolores musculares. Asimismo, la pérdida de los *iones de hidrógeno* provoca una acidosis local que desencadena el dolor.

La *bradiquinina* provoca dolores de intensidad comparable a un traumatismo grave por acción vasodilatadora.

La *sustancia P*[3] ha estado considerada durante cierto tiempo «el mediador del dolor» indispensable para su transmisión. Habíamos puesto grandes esperanzas en la posibilidad de bloquear la sustancia P en el tratamiento del dolor. Así se demostraba la acción de la acupuntura. Ahora parece que la sustancia P es uno más entre otros mediadores.

La *noradrenalina* es liberada por las fibras eferentes delgadas del sistema simpático.

Las *prostaglandinas* son derivados de ácidos grasos carbonados; son una familia, en la que destaca la prostaglandina E. La hiperproducción de prostaglandinas en el momento en que el organismo sufre una agresión produce inflamación, dolor y tensión. Merecen una mención especial porque explican el modo de acción de uno de los principales medicamentos de acción directa sobre el dolor: la aspirina, extraída de la corteza del sauce. Desde 1971 sabemos que la aspirina inhibe la síntesis de las prostaglandinas y, por tanto, reabsorbe las manifestaciones patológicas debidas a la hiperproducción de éstas.

---

[3] P de *pain* («dolor», en inglés).

Todas las sustancias químicas citadas más arriba se hallan presentes en el nacimiento de la información dolorosa; se las denomina sustancias algógenas, pero otros neurotransmisores intervienen en niveles distintos del control bioquímico del dolor.

Las *endorfinas* o morfinas naturales, fabricadas por el cerebro cuando son necesarias, son neuromediadores peptídicos que desempeñan un papel inverso al de las prostaglandinas, pues inhiben la sensación dolorosa en vez de estimularla.

La presencia de las morfinas naturales en el organismo aclara la acción del segundo de los principales medicamentos de acción directa sobre el dolor (la morfina, extraída de la adormidera y sus derivados). Las moléculas de morfina, que tienen un efecto mucho más poderoso que las endorfinas, se fijan en los receptores naturales de las endorfinas, que se concentran en el sistema nervioso central, sobre todo en la región central del cerebro subcortical y en el asta dorsal de la médula espinal.

Las endorfinas, al igual que la morfina y sus derivados, actúan bloqueando la liberación por los nervios de ciertos neuromediadores necesarios para la producción de la sensación dolorosa.

Tras haber examinado los mecanismos del dolor desde el punto de vista de las estructuras que intervienen en el sistema nervioso central y periférico, así como los diferentes neuromediadores que se han descubierto, sólo queda por mencionar un aspecto importante: la acción asociada del sistema simpático que desempeña un papel en numerosos estados dolorosos crónicos.

A diferencia del sistema nervioso central y periférico que nos ha ocupado hasta el momento, el sistema nervioso simpático es autónomo, funciona más allá de nuestra iniciativa, nos lleva y nos dirige, hace circular la sangre, segregar a las glándulas y controla la respiración. Es un sistema inestable que, como ya he explicado en otra parte[4],

---

[4] *Psicosomatique du rire*, éditions Robert Laffont, 1983.

comprende dos subsistemas en equilibrio perpetuo: el sistema simpático activador y el sistema parasimpático inhibidor.

He mencionado más arriba que el dolor de los órganos huecos va unido a fenómenos de espasmos y distensiones. Tales manifestaciones son producto de la actividad de los músculos lisos, involuntarios, controlados directamente por el equilibrio entre los sistemas simpático y parasimpático.

Pero, sin limitarnos a los dolores viscerales, complejos y mal conocidos, quiero recordar los problemas que plantean los mecanismos de las *causalgias* y algodistrofias para explicar ciertos hechos establecidos concernientes al papel del simpático en el dolor.

Las *causalgias*, término que designa el dolor tipo quemazón constatado después de un traumatismo de los miembros incluso sin pruebas de lesión nerviosa, y las *algodistrofias*, término que designa toda una serie de afecciones dolorosas en las que parecen predominar los trastornos del sistema nervioso vegetativo (problemas vasomotores, hiperpatía[5], dolor espontáneo y exacerbado a la menor estimulación física o emocional, problemas sudomotores, etc.), son frecuentes y se suelen aliviar temporalmente por un bloqueo de la actividad simpática de la zona, lo cual constituye un criterio indispensable del diagnóstico.

Varias teorías tratan de explicar el papel del sistema simpático en la génesis de estas afecciones.

La teoría de René Lariche se basa en la puesta en marcha por el impulso doloroso, en la médula espinal, de reflejos simpáticos y motores responsables de problemas vasomotores y de contracción. Existe asimismo una sensibilización a la noradrenalina, pero sólo se puede explicar el conjunto de manifestaciones de estos estados dolorosos si se insiste en el papel fundamental que desempeña el

[5] Respuesta retardada excesiva y prolongada durante una estimulación.

sistema nervioso central en la extensión y la expresión del dolor en función de las vivencias amnésica y afectiva.

Teniendo en cuenta, como veremos, la gran frecuencia con la que se producen lesiones que pueden favorecer la aparición de una causalgia o una algodistrofia, éstas son bastante raras, y sólo la acción moduladora ejercida por el sistema nervioso central puede explicar un antiguo proverbio que dice: «No tiene una algodistrofia quien quiere».

Para concluir y resumir este capítulo[6], un poco arduo, sobre la fisiología del dolor, en la que hay infinitamente más cosas desconocidas que certezas, podemos, afortunadamente, decir que ya conocemos consecuencias terapéuticas muy importantes y totalmente positivas.

También podemos retomar el comentario irónico de Noordenboos, ya citado, quien afirma que el único punto en común que tienen los distintos tipos de dolor no es la descripción de mecanismos neurofisiológicos precisos, sino la palabra «dolor», evocación de una sensación física desagradable, que responde a una agresión externa o interna, identificada o desconocida.

---

[6] Este capítulo se basa en publicaciones de Philippe Boulu, Hubert Mamo, Olivier Postel-Vinay y Jean-Claude Willer.

Evaluación del dolor

El dolor es el síntoma predominante, la causa más frecuente de llamar al médico. La conducta médica frente al enfermo que sufre obedece a las reglas clásicas del examen clínico y debe precisar un buen número de parámetros. El primer contacto entre el médico y el enfermo es decisivo, pues en él se establece la famosa relación médico-enfermo, relación terapéutica empática, relación de confianza recíproca en la que se produce un verdadero «flechazo», relación que se establece rápidamente (en siete minutos, según Balint), relación en que un desconocido va a confiar a otro desconocido sus temores, problemas, esperanzas, antecedentes, su personalidad, sus miedos y angustias. En esta primera consulta se diseña la oposición entre dolor agudo, timbre de alarma, y dolor crónico, dolor enfermedad.

Los problemas que plantean los dolores agudos son relativamente simples. En un sujeto que goza de buena salud, o que aparentemente goza de buena salud, sobreviene un acontecimiento brutal, un dolor que manifiesta la lesión o irritación de un órgano. Suele ser una situación de urgencia, pocas veces se trata de un dolor que ha ido apareciendo poco a poco y de repente se descompone o agrava. En este caso, se trata de una situación médica normal donde la conducta del examen clínico se encuentra bien codificada.

El interrogatorio del enfermo, si es posible; en caso contrario, el de quienes le rodean, puede precisar la edad del sujeto, su profesión, sus antecedentes personales y familiares y su modo de vida, informaciones todas ellas indispensables para que el médico sitúe al enfermo y evalúe las posibles repercusiones externas en su estado de salud. Es evidente, por ejemplo, que una profesión que exponga al sujeto a productos tóxicos debe ser tomada en cuenta en la elaboración del diagnóstico.

El interrogatorio precisa a continuación las circunstancias de aparición del dolor, su horario, su carácter permanente o cíclico, el tipo de dolor (como una puñalada, pesadez, calambres, etc.), la localización, las señales de acompañamiento (náuseas, escalofríos, etc.). El examen clínico propiamente dicho busca señales de localización, puntos dolorosos precisos, tirantez en la nuca, inflamación de las articulaciones..., y evalúa las repercusiones sobre el estado general. Al final de este examen, el médico suele llegar a un diagnóstico exacto y reconocerá, por ejemplo, el dolor constrictivo de un ataque de angina de pecho, el dolor lancinante en el dedo gordo del pie de un ataque de gota, el dolor «patético» de un cólico hepático. Pondrá en marcha sin demora el tratamiento médico o quirúrgico de la causa del dolor. Los médicos conocen muy bien todas estas situaciones: el dolor aquí desempeña perfectamente su papel de señal de alarma, y el tratamiento del dolor se resume en el tratamiento de la causa. Cuando el fenómeno doloroso sea inútil, habrá no obstante que tratar lo más rápidamente posible probables dolores residuales.

Los dolores crónicos plantean problemas mucho más complejos, y, aunque los pasos que debe dar el médico son los mismos, hay que afinarlos considerablemente. El enfermo llega a la consulta con un historial médico con frecuencia importante, ya ha recibido tratamiento, conoce su dolor y tiene mucho que decir y contar. Él es, desde luego, el mejor especialista de su dolor. Conoce un lujo de detalles sobre él que está deseoso de hacer saber al médico. Ha vivido experiencias diversas, contradictorias, a veces desafortunadas; es una persona frágil y ansiosa. Algunos enfermos han sido rechazados por los médicos; otros están decepcionados; otros no saben ya qué hacer, y otros son suicidas. El enfermo con dolor crónico consulta, desde luego, para que lo atiendan, pero también para hablar, de él, de sus dolores y de los problemas que le plantean en su vida profesional y familiar. El enfermo con dolor crónico es desconfiado, a menudo reticente, se ha parapetado tras su problema y a veces está desesperado. Viene a consultar, pero también «a ver». A ver si se puede establecer un nuevo diagnóstico más preciso, si se le propone un tratamiento más eficaz, si encuentra un médico que sepa escucharlo.

El enfermo con dolor crónico suele haber paseado sus síntomas e historial de especialista en especialista y de hospital en hospital. Ha vivido, vivido con su dolor, con la institución médica, incluso con la paramédica. Posee una experiencia irreemplazable: la suya. Esta experiencia íntima, inevitable, modifica la relación médico-enfermo. El médico es, desde luego, el que sabe, pero el enfermo es también, y en primer lugar, el que sabe por sí mismo. Es evidente que esta experiencia íntima, este saber inevitable que el enfermo tiene de sí puede ir acompañado, como veremos, de una gran ceguera con respecto a sí mismo. De este modo, la desconfianza instintiva o razonada, que experimenta ante numerosos médicos, puede ir acompañada, paradójicamente, de una confianza ciega en otros médicos, o en personas que no lo son, de práctica más o menos dudosa. Lo que caracteriza la confianza decepcionada es sin duda que busca oscuramente otras razones de ser. Todo médico que se ocupe de enfermos con dolores crónicos debe ser muy consciente de esta ambigüedad fundamental que lleva a un paciente a consultarle, con una esperanza quizás desmesurada, o una desconfianza igualmente desmesurada. Asimismo, debe ser consciente de la necesidad absoluta de escuchar al enfermo, quien, como ya he dicho, sabe mucho, aunque luego tenga que separar lo que el enfermo sabe de lo que cree saber. La relación terapéutica, ya de por sí difícil de establecer en numerosos casos, lo es todavía más en el de estos enfermos, siendo, no obstante, el primer paso hacia una mejora de su estado, hacia la curación. Tampoco hay que olvidar que los enfermos que sufren son, por definición, enfermos crónicos, que el enfermo y el médico se van a ver regularmente, quizás durante años, y que si se produce un malentendido no habrá nada que hacer. La primera consulta de toma de contacto suele ser larga, constituye el factor desencadenante de la relación de confianza recíproca, pero sólo es un primer paso para el largo trabajo que se avecina: el del paciente, con su conducta, su medio y sus motivaciones; el del médico, con el caso del paciente, para hacerle aceptar un tratamiento quizás muy estricto o hacerle comprender la necesidad de una puesta en cuestión existencial.

El médico, gracias a su experiencia o conocimientos, puede, desde luego, ser reservado o aburrirse, pero debe permanecer abierto y saber que, en cierto modo, tiene que aprender todo de su paciente.

El enfermo, debido a sus vivencias, tiene seguramente razones para desconfiar, para comportarse como el «gato escaldado que huye del agua caliente»; no obstante, es labor del médico proporcionarle los medios para «salir» de su dolor, para rodearlo y abordarlo como un problema que no debe descuidar ni evitar, sino integrar en su vida, sin por ello destruirla.

En los problemas de dolor crónico, el enfermo elige al médico, del mismo modo que el médico elige al enfermo. Existe siempre un alto grado de homogeneidad en la clientela de un médico; los pacientes que lo han elegido se asemejan en ciertos rasgos de personalidad que remiten a rasgos correspondientes a la personalidad del médico. El tema trillado de la «libre elección de médico por el enfermo» encuentra aquí todo su significado. Esta libre elección se efectúa de forma natural tanto en la medicina urbana como hospitalaria. Esta libre elección suele ir precedida de una búsqueda; numerosos enfermos tardan en encontrar a «su» médico (¡no me estoy refiriendo a los médicos que no encuentran enfermos!, aunque se podría examinar este problema en términos existenciales y no exclusivamente socioeconómicos), pero por regla general terminan por encontrarlo y quedarse con él. Las consultas hospitalarias, tan criticadas a veces por su pretendida deshumanización, no constituyen una excepción, y rápidamente el enfermo «elige», si lo encuentra, al médico que le atienda.

Después de estos preliminares, vamos a ver lo que puede ser, lo que debe ser una consulta sobre el dolor.

La consulta comienza con la entrada del enfermo en el consultorio médico (se suele decir «inspección», ¡lenguaje policial no del todo equivocado!), y el médico debe observar la presentación del enfermo, su peso, la firmeza de su paso, o, por el contrario, su mayor o menor inseguridad, las características de su mirada, su decisión o timidez, su reserva o simpatía, su sonrisa o frialdad. La importancia del historial que lleva el enfermo constituye igualmente una información preciosa. Un largo historial médico en perfecto orden cronológico suele denotar un comportamiento obsesivo; ciertos documentos médicos sueltos pueden testimoniar lasitud; la ausencia de historial suele indicar el deseo de poner al médico a prueba, comparando el enfermo las intenciones de este último con lo que ya le han dicho antes. De todos modos, sea cual sea la importancia del historial anterior, el médico debe examinarlo con detenimiento, primero porque encontrará información importante que le evitará repetir exámenes complementarios que se hayan ya efectuado, y después porque es el primer signo visible para el paciente de que el médico se interesa por su caso. La actitud de no prestar atención y dejar a un lado el historial médico o la de partir de cero siempre es, justamente, muy mal considerada por el enfermo, que ve en ella, en el mejor de los casos, una prueba de arrogancia y, en el peor, una negación de sus vivencias y experiencia.

El examen continúa con el interrogatorio (seguimos con connotaciones policiales). Como siempre, hay que precisar la edad, profesión, condiciones de vida, tipo de domicilio, situación familiar y hábitos del sujeto. Estas precisiones son importantes. La edad no es la del estado civil, sino la que experimenta el enfermo; la profesión permite, desde luego, encontrar posibilidades de traumatismos relacionados con el ejercicio de ésta, o de exposición a productos tóxicos, pero es importante entrar en detalles: perfil de la carrera, posibilidades de ascenso o, por el contrario, amenaza de despido y paro, interrupciones en el trabajo, ascensos perdidos. Hay que abordar también la profesión en el contexto de la ansiedad particular que puede producir. Un contable no tiene los mismos problemas ni las mismas exigencias que el obrero de una fábrica o una secretaria. Las condiciones de vida no se limitan al cónyuge y los hijos: el buen entendimiento de la pareja, la escolaridad de los niños, sus posibles peripecias familiares, las decepciones que hayan podido causar, la soledad amarga de una viuda, la soledad ambigua de un soltero..., todos estos aspectos y muchos otros deben ser conocidos por el médico. El domicilio en una gran ciudad, en una provincia, en un apartamento, en un piso, en el bajo, con o sin ascensor, en un chalet, el espacio, el número de habitaciones..., toda esta información tiene su interés; un chalet es más fatigoso de mantener, un piso muy pequeño crea más tensión...

También hay que tener en cuenta la situación económica, la distancia entre el domicilio y el trabajo, el nivel de educación. Algunos tratamientos son costosos, otros exigen ser bien comprendidos. ¿Es materialmente posible un período de reposo? ¿Serán aceptadas las prescripciones de higiene y dietética? ¿Se reconocerá su utilidad? No se puede proponer la talasoterapia a una madre de familia recluida en su casa porque tiene niños pequeños, ni un tratamiento complejo de autoestimuloterapia a una persona poco culta.

Los hábitos incluyen el consumo o no de tabaco y alcohol (suele ser más normal de lo que se cree tener que explicar que el vino y la cerveza *también* son alcohol), así como los hábitos de nutrición en sentido amplio, el tipo de comidas, su variedad, su ritmo, los hábitos de vida, de ocupación, de distracciones, de sueño (si hay perturbaciones o no), la práctica de un deporte o el pesar por haber tenido que interrumpirla a causa de los dolores o de falta de tiempo. Hay que precisar asimismo si ciertos hábitos, y cuáles, han cambiado desde la aparición del dolor, si se ha modificado el ritmo de salidas, si hay más o menos desplazamientos en coche, si se ha modificado la elección de los lugares de vacaciones.

Hay que conocer igualmente los hábitos y la conducta sexuales, la frecuencia de relaciones, su calidad, modificaciones, aventuras extraconyugales, rupturas, indiferencia...

Es imposible detallar el conjunto de informaciones que puede aportar el interrogatorio preliminar de un enfermo; habría también que tener en cuenta a su familia, antecedentes médicos, familiares y personales, sin olvidar que, si todo esto exige tiempo, no hay que prolongarlo demasiado, pues el enfermo no ha hablado aún de sus dolores, y a veces es importante para la relación médico-enfermo pasar deprisa por lo que precede, aunque haya que volver sobre ello, para entrar en lo importante del sujeto: las razones que le han llevado a la consulta.

El interrogatorio clínico consagrado a la descripción de los dolores exige igualmente paciencia, y debe respetar reglas precisas.

La historia de la evolución del síndrome doloroso desde sus inicios hasta el día de la consulta se hará con eficacia si se examina al mismo tiempo el historial médico del enfermo, suponiendo que lo tenga.

Hay que precisar las circunstancias de aparición brutal o insidiosa, la existencia de traumatismos, la noción de accidente laboral, la localización original, el horario de los dolores al principio, la molestia inicial experimentada por el enfermo, su evolución, las modificaciones que ha supuesto para la vida cotidiana, el humor y la personalidad. Al mismo tiempo, hay que conocer los diagnósticos médicos ya establecidos, los exámenes complementarios realizados con anterioridad, los tratamientos propuestos anteriormente con o sin éxito, las posibles intolerancias a medicamentos, los períodos de mejoría o de remisión y lo que los ha producido.

Esta historia clínica suele permitir al médico establecer el diagnóstico y reconocer gracias a esta parte del interrogatorio si se trata, por ejemplo, de una historia de migraña oftálmica, de una historia que se lleva arrastrando de lombociática, de una de reumatismo inflamatorio o de una de neuralgia. Saber, en este estadio, en qué marco se sitúa un enfermo determinado no significa que se haya resuelto el problema, sino que es sólo el comienzo. El médico no va a abrir el cajón de la «ciática de esfuerzo» y a aplicar mecánicamente las terapias que contiene. Podrá simplemente comenzar a reflexionar sobre el caso de ese enfermo concreto dentro de un marco nosológico conocido.

Seguimos con el interrogatorio. Hay que obtener del sujeto una descripción lo más completa posible de su vivencia actual y real. De nuevo, tipo, localización, horario, ritmo de los dolores, circunstancias desencadenantes, circunstancias calmantes, tratamientos médicos o paramédicos en curso, señales de acompañamiento, repercusiones en el estado general y psicológico, rechazo o aceptación parcial de su estado por el sujeto, posible complacencia del enfermo en su enfermedad, posibles beneficios secundarios (se ocupan más de él, disfruta de una pensión de invalidez...) o, por el contrario, deseo real de salir de ella. Es importante medir bien el grado de resistencia actual del sujeto. ¿Sigue teniendo recursos propios? ¿Ya no puede más? ¿Se siente totalmente rechazado por sus familiares y los médicos? ¿Tiene esperanza o espera que le digamos que no se puede hacer nada más por él? No se enseña a apreciar el grado de voluntad de curación o de vivir de un enfermo. Sin embargo, el resultado depende estrechamente de ello.

El examen clínico que sigue al interrogatorio de un enfermo que sufre de modo crónico estudia su estado general (peso, tegumentos, dientes, uñas, cabellos, pulso, tensión, coloración), su estado visceral (búsqueda de un hígado grande, palpación del abdomen, auscultación cardíaca y pulmonar, búsqueda de ganglios), su estado vascular (palpación y auscultación de las arterias, toma del pulso periférico), su estado neurológico (reflejos osteotendinosos, fuerza muscular, sensibilidad superficial y profunda, órganos de los sentidos, tono, coordinación, equilibrio), su estado articular (movilidad activa y pasiva de las articulaciones, modificaciones articulares, medida de posibles atrofias musculares o de edemas articulares), e incluye un examen cuidadoso de la columna vertebral, incluida la movilidad de cada uno de sus segmentos, así como la palpación de los puntos dolorosos y la búsqueda de zonas de tensión muscular.

Al término del interrogatorio y el examen clínico, al médico se le presentan varias posibilidades:

1. El diagnóstico, es decir, la razón de los dolores, no plantea dudas; se establece el estadio evolutivo de la afección causal. El médico deberá proponer un tratamiento o un conjunto de tratamientos en función de este diagnóstico, de este estadio evolutivo y de la personalidad del enfermo.

2. El diagnóstico no plantea dudas, pero hay que precisar el estadio evolutivo. El médico podrá practicar algunos exámenes complementarios para ver dónde se encuentra la enfermedad, decidir, por ejemplo, gracias a las nuevas radiografías, si es o no el momento de operar una coxartrosis (afección reumática degenerativa de la cadera).

3. Aunque se inscribe dentro de un marco nosológico conocido, no se establece el diagnóstico con certeza. Por ejemplo, un enfermo presenta un dolor en el brazo y la mano que le despierta toda las noches: es una neuralgia (irritación de un nervio del brazo), pero, ¿proviene el dolor de una lesión del cuello o de la muñeca? El médico llevará a cabo medidas de velocidad del impulso nervioso motor y sensitivo para saber si hay una compresión que debe operarse.

4. No se establece el diagnóstico; los dolores son misteriosos y no se inscriben en un marco nosológico cono-

cido. El médico podrá llevar a cabo un chequeo médico completo para saber si hay algo que se le haya escapado. Asimismo podrá, en función de la personalidad del sujeto, contemplar la posibilidad de dolores «psíquicos», a los que tratará como tales.

Es, sin embargo, sorprendente el número de casos en los que hay que rectificar el diagnóstico de «dolores psíquicos» a causa del descubrimiento de una auténtica causa orgánica en el curso de un chequeo cuidadosamente practicado en un medio especializado.

No obstante, antes de pasar al estadio del programa terapéutico, los médicos especialistas del dolor juzgan útil (tanto en el momento actual como en el seguimiento de la evolución de la enfermedad) estudiar las repercusiones psicológicas del dolor. Se han puesto a punto «vocabularios del dolor» que permiten comprobar con varias semanas o meses de intervalo, en el mismo sujeto, la intensidad de dolor y la evolución del tratamiento en función de los términos que emplea para calificarlo. Tres grupos de términos explican principalmente:

a) la intensidad;
b) la dimensión afectiva o escala afectiva;
c) las características sensoriales y descriptivas del dolor.

De este modo se pueden definir «perfiles» según los pacientes para afecciones determinadas (artrosis, zona, cáncer) y para precisar la eficacia subjetiva de los tratamientos. Se pide asimismo al sujeto que lleve una especie de diario personal donde anote sus dolores en función de la hora, sus actividades cotidianas y su tolerancia a dichas actividades, los medicamentos que toma al día, las sesiones de relajación, etc. A partir de un punto de referencia, un «diario» de esta clase se puede llevar durante treinta días para precisar la naturaleza exacta de un síndrome doloroso. He descrito bajo el encabezamiento «evaluación del dolor» lo que constituye el enfoque médico de un síndrome doloroso crónico antes de comenzar el tratamiento. No obstante, es evidente que este tipo de enfoque, de escucha y de práctica médica representa en sí mismo una actitud terapéutica. Es de capital importancia para estos enfermos siempre ansiosos, con frecuencia depresivos, encontrar una escucha médica personalizada y abierta. Deben tener tiempo de hablar de sí mismos, de su historia, de que quien se supone que sabe, el médico, les reconozca como personas que sufren.

Este tiempo es asimismo precioso para que el médico conozca al enfermo. Es indispensable para reconocer y apreciar la importancia real de la ansiedad y de la depresión en la génesis de los dolores de un enfermo. Es igualmente necesario para poder desenredar lo suficiente los hilos de la personalidad del sujeto y ayudarle a afrontar o a superar un síndrome de dolor psíquico; y también es necesario para poner al día las interacciones entre lo físico y el humor, entre el dolor y la moral.

Nuevos métodos de exploración atraumática del dolor

Es imposible cuantificar el dolor de modo preciso. El dolor es subjetivo, el fenómeno doloroso es una emoción cuya intensidad depende de la estructura afectiva del sujeto que lo experimenta. El umbral de desencadenamiento del dolor, que varía de una persona a otra, es asimismo variable en el propio individuo en función de circunstancias psicológicas. La reacción de un sujeto a un fenómeno doloroso compromete a prácticamente la totalidad de su vida consciente, de su potencial emocional y afectivo, y está modulada por sus experiencias dolorosas anteriores y las perspectivas terapéuticas futuras.

Todos los métodos de contraste del dolor propuestos para el hombre (estimulación eléctrica, calor, presión, etc.) ofrecen resultados falsos e ilusorios. El médico del dolor no busca en consecuencia una codificación o una evaluación precisa de los fenómenos dolorosos de la persona, imposibles de obtener, sino señales objetivas cuya presencia pueda hacernos pensar que va acompañada de sufrimiento. Se trata por tanto, en realidad, de medidas de parámetros neurofisiológicos en las que sabemos que las perturbaciones vienen acompañadas habitualmente de dolores en la mayoría de los sujetos. A pesar de estas reservas, es grande el interés de estas exploraciones, pues se suelen situar en los límites de la microlesión. Permiten afirmar la naturaleza orgánica de la queja de un sujeto en ausencia de cualquier otro signo clínico. Puesto que el dolor es un fenómeno subjetivo, que suele limitarse a él mismo, y no va acompañado de otras señales clínicas (o éstas aparecen tardíamente), todo lo que pueda hacer objetiva una lesión real y mensurable será muy valioso para el médico.

De lo dicho hasta el momento se deduce que la exploración y el chequeo diagnóstico de un fenómeno doloroso, recurre a toda la medicina en sus dimensiones clínicas, biológicas, radiológicas, anatomicopatológicas, etc. Ya se trate del fondo de ojo, de radiografías estándar, de análisis de sangre y orina o de exámenes hormonales, el chequeo paraclínico con intención diagnóstica y terapéutica, a instancias del médico, debe ser efectuado en primer lugar en función de los datos del examen clínico, incluido el interrogatorio, y no repetir exploraciones ya realizadas o inútiles, sin argumentos válidos. Este chequeo, en suma, debe ser una prolongación razonada del acto médico fundamental, de la relación médico-enfermo en el seno de la consulta y del examen clínico.

Voy a referirme simplemente a ciertos métodos empleados frecuentemente por los algólogos para diagnosticar un dolor, en particular los métodos ultrasonoros, la electrofisiología clínica (electromiografía, electroencefalografía cuantificada y cartografía), escáner y resonancia magnética nuclear. Estos métodos tienen en común que son no invasores, son prácticamente atraumáticos y proporcionan información precisa, con frecuencia imposible de conseguir por otros medios. Los enfermos que sufren son personas frágiles, de ahí el interés de exámenes indoloros y sin riesgo. Además, la mayor parte de estas técnicas se puede llevar a cabo en un ambulatorio, es decir sin hospitalización, lo que supone el doble interés de no inmovilizar al paciente y de limitar el coste social del dolor.

1. Los *métodos ultrasonoros* comprenden el Doppler y

la ecotomografía en tiempo real (ecografía vascular y ecografía visceral). Estos métodos externos emplean los ultrasonidos para estudiar el equilibrio hemodinámico, las posibles perturbaciones de la circulación sanguínea y ver las paredes arteriales y venosas (ecografía vascular) o de las vísceras principales (ecografía visceral y ginecológico-obstétrica).

Estos exámenes fiables, reproducibles, indoloros y de bajo coste se imponen en numerosas circunstancias patológicas en las que intervienen dolores crónicos.

El Doppler, examen hemodinámico, estudia la circulación sanguínea de las venas y arterias, el sentido de la misma y los obstáculos que la frenan o detienen. De este modo se puede precisar la existencia, así como el estadio evolutivo, de una arteritis de los miembros inferiores, por ejemplo, y después seguir su evolución bajo tratamiento. Se puede encontrar el origen de cefaleas occipitales en una disminución del flujo de las arterias vertebrales o también encontrar el origen de un dolor permanente del brazo en una compresión de los vasos de los músculos del cuello (síndrome de los escalenos).

La ecografía vascular representa las paredes de las arterias y puede mostrar placas de arteroma dolorosas o responsables de descensos del flujo sanguíneo, de dilataciones arteriales (ectasias), de disecciones crónicas (infiltración de la sangre en las paredes arteriales) o de lesiones inflamatorias. El Doppler y la ecografía vascular siempre se emplean de modo conjunto y complementario para obtener aspectos funcionales y morfológicos de la circulación. Hay que precisar que estos exámenes no permiten todavía estudiar los vasos del interior de la cavidad craneana, pero que la práctica de la angiografía numerizada (tratamiento por ordenador de imágenes circulatorias obtenidas con una pequeña cantidad de líquido de contraste inyectado por vía intravenosa) permite actualmente ver la circulación intracraneana sin los efectos secundarios y peligros que presentaba la arteriografía carotidiana.

La ecografía cardíaca (ecocardiografía), aunque interese a una víscera, pertenece normalmente al campo de la ecografía vascular. Permite observar afecciones agudas o crónicas dolorosas (pericarditis) o encontrar la explicación de fenómenos álgicos sin gravedad pero angustiosos, como las taquicardias y palpitaciones, mostrando deformaciones funcionales de las válvulas del corazón (prolapsus mitral).

La ecografía visceral emplea asimismo los ultrasonidos de forma externa e indolora para estudiar los principales órganos. De este modo se puede seguir un embarazo (circunstancia mejor conocida por el público), pero también descubrir un embarazo extrauterino, un quiste en un ovario o un fibroma. Se puede observar la vesícula biliar y comprobar la existencia de un estasis o un cálculo doloroso. Otras numerosas circunstancias patológicas dolorosas pertenecen al campo del diagnóstico ecográfico, en particular en el plano de las partes blandas; la inflamación de las bolsas serosas (bursitis), los desgarrones musculares o tendinosos y los hematomas profundos crónicos se pueden identificar perfectamente mediante estas técnicas.

La *electrofisiología clínica* comprende varios tipos de exploración, con frecuencia indispensables para diagnosticar dolores crónicos.

La electromiografía permite registrar la actividad eléctrica muscular y ver de forma rápida y simple (sin embargo, no del todo indolora, pues el examen se realiza mediante agujas de registro que se introducen en los músculos) si un músculo es normal, o, por el contrario, el foco de una afección neurógena (unida a una lesión del nervio) o miógena (unida a una enfermedad muscular).

El estudio de la excitabilidad neuromuscular con pruebas de facilitación (isquemia, hiperpnea) puede conducir, o no, al registro de señales eléctricas de hiperexcitabilidad neuromuscular, como se observa en la espasmofilia, y a seguir su evolución bajo tratamiento.

La medida de las velocidades de conducción nerviosa, motriz y sensitiva, se suele hacer por vía externa. Estos exámenes estudian la conducción del impulso nervioso desde el punto de vista motor y sensitivo. Permiten ver si un nervio se interrumpe o disminuye su velocidad parcial o totalmente, si hay que intervenirlo quirúrgicamente; si, por ejemplo, un nervio se ha comprimido o bloqueado en un punto preciso y si esta compresión debe ser suprimida quirúrgicamente, como en el síndrome del canal carpiano; si, por el contrario, ciertas zonas nerviosas son el foco de afección global con disminución de los impulsos motores y sensitivos, como en el caso de las neuropatías. Asimismo, con estas medidas se pueden seguir y evaluar la evolución y los efectos del tratamiento. El foco y la topografía de una lesión nerviosa se suelen precisar sea en el extremo, en el recorrido del nervio (tronco nervioso), en las raíces (afección radicular) o en el nivel de la neurona (afección medular central).

Otros tipos de investigación permiten verificar una fatiga anormal de los músculos, como en el caso de la miastenia, midiendo la disminución de amplitud y el retraso de la actividad neuromuscular durante estimulaciones repetidas (búsqueda de bloqueo neuromuscular).

El estudio de los potenciales evocados (PE) representa la respuesta eléctrica obligatoria de la corteza cerebral a un estímulo dado. Hay tres tipos de potenciales evocados, potenciales evocados visuales (PEV), auditivos (PEA) y somestésicos (PES), que proporcionan una medida objetiva del funcionamiento de las vías sensoriales (ópticas, auditivas y sensitivas) unidas a ellos. En el caso de los potenciales evocados somestésicos (PES), se estudian tres neuronas. La primera, parte de la periferia, tiene su cuerpo celular en el ganglio raquídeo, llega a la médula y termina al nivel del bulbo; la segunda, cruza la línea mediana y alcanza el tálamo; la tercera, se prolonga hasta la corteza sensitiva (área parietal). Este examen permite precisar la existencia o no de una lesión y su foco en las vías de la sensibilidad (que, hay que recordar, son distintas de las vías del dolor). La información aportada es, sin embargo, preciosa; un síndrome talámico, por ejemplo, se verá en una ausencia o un retraso del potencial de la segunda neurona.

Los potenciales auditivos (PEA) evocados estudian también una cadena de tres neuronas; la primera (nervio auditivo), parte de la coclea, tiene su cuerpo celular en el ganglio de Corti y termina en el núcleo coclear; la segunda neurona suele cruzar la línea mediana (no obstante, parte de sus fibras permanecen en el mismo lado) y termina en el tálamo al nivel del cuerpo geniculado interno; la tercera neurona lleva las radiaciones auditivas hasta la corteza temporal (área auditiva). La información obtenida es indispensable para estudiar el vértigo, el zumbido de los oídos y los problemas de audición, y permite una localización precisa de las lesiones, indispensable para una conducta terapéutica adecuada.

Los potenciales visuales (PEV) evocados permiten diagnosticar neuritis ópticas circulatorias (neuritis isquémica del sujeto anciano), tóxicas (neuritis óptica alcohólico-nicotínica) o por afección neurológica (esclerosis en placas), según la localización de la lesión en una de las tres neuronas implicadas. La primera, cuyo cuerpo celular está situado en la retina (conos y bastones), termina en el nivel del tálamo retiniano interno; la segunda (más exactamente el conjunto de fibras de la segunda neurona) se divide en dos, una parte cruza la línea mediana y sigue la banda óptica del otro lado hasta el tálamo (cuerpo geniculado externo) y la otra no cruza la línea mediana, siguiendo la banda óptica por el mismo lado hasta el tálamo (cuerpo geniculado externo) del mismo lado. El entrecruzamiento parcial de las vías ópticas explica por qué la mitad del campo visual de cada ojo se proyecta, a través de la tercera neurona, en el lado opuesto del lóbulo occipital (área estriada).

La electroencefalografía cuantificada y la cartografía electroencefalográfica completan y refinan los datos de la electroencefalografía clásica, que sigue siendo, no obstante, un examen orientativo indispensable.

El registro de la actividad eléctrica del cerebro suele ser habitual en los exámenes estándar. El análisis cuantitativo de los gráficos permite demostrar, gracias a la gran cantidad de parámetros recogidos, la existencia de picos de frecuencia lenta, señales de una zona de sufrimiento cerebral que habría pasado desapercibida con los métodos convencionales; asimismo, la cartografía permite descubrir la topografía de zonas cerebrales que tienen un funcionamiento distinto, son más o menos activas, y constituyen el foco de un proceso patológico funcional u orgánico. Estas técnicas son interesantes no sólo para el diagnóstico de tumores y accidentes vasculares del cerebro, sino también para la psicología y la psiquiatría.

El interés de las exploraciones electrofisiológicas modernas es inmenso en el marco de la medicina del dolor, pues no solamente son, como ya he dicho, indoloras o prácticamente indoloras, fiables, replicables, poco onerosas y posibles en el ambulatorio, sino que sobre todo ofrecen un enfoque microlesional e infraclínico de la patología. Lo cual quiere decir que aportan información al médico antes de que las señales clínicas habituales hayan aparecido. Suelen permitir verificar las quejas del enfermo, lo cual es, desde luego, importante para el paciente, que ya podrá dejar de preocuparse por si le creen o no (situación muy frecuente en un enfermo de este tipo), pero son asimismo muy valiosas para el especialista, pues a un diagnóstico precoz le suele corresponder un tratamiento más rápido y eficaz.

El escáner (tomodensitómetro) y recientemente la resonancia magnética nuclear son técnicas de examen que, aunque indoloras y posibles en el ambulatorio, son en cambio extremadamente caras para el enfermo y/o la sociedad, y requieren inversiones de material muy importantes.

Representan un cambio importante con relación a la radiología estándar, pues se pueden obtener imágenes directas de los tejidos corporales, imágenes creadas por ordenador, a partir de rayos X (escáner) o de ondas emitidas por los propios tejidos (resonancia magnética nuclear). Las imágenes son claras, precisas y verdaderamente anatómicas. Se obtienen con o sin productos de contraste y permiten seguir las paredes de un órgano, el trayecto de una raíz nerviosa, descubrir una formación anormal en el cerebro o demostrar las diferencias de densidad de los tejidos examinados. En las imágenes obtenidas por resonancia magnética nuclear se ven perfectamente lesiones minúsculas como, por ejemplo, las zonas de desmielinización de la esclerosis en placas.

Es difícil detallar aquí la enorme cantidad de datos diagnósticos que proporciona esta nueva imaginería médica en el marco de la medicina, en general, y del dolor, en particular. Como siempre, es la investigación de la lesión causal la que se afina, superando con frecuencia los límites de lo funcional y lo microlesional. El desarrollo de nuevas imágenes médicas muy gravosas con el escáner y la resonancia magnética nuclear (que proporciona incluso mejores resultados sin exponer a los peligros de la radiación) plantea ante todo un problema socioeconómico y social. ¿Qué se puede exigir a la sociedad para que atienda a sus enfermos: lo mejor, lo más caro, lo más eficaz? (Esta respuesta parece desde hace tiempo la única admisible). ¿Hay que reducir gastos? (Actitud sostenida con frecuencia). La respuesta se encuentra en el legislador, que, antes de tomar decisiones apresuradas, haría bien en escuchar el consejo del cuerpo médico y las quejas de los enfermos que sufren. Un elemento de respuesta más pragmático se puede encontrar en la comparación de costes. Un enfermo que sufre y no trabaja se deprime... Cuesta caro; al igual que un enfermo hospitalizado. Pero un enfermo al que se atiende y examina en un ambulatorio durante el mayor tiempo posible y que conserva o recobra su actividad gracias a un tratamiento bien llevado cuesta, desde luego, caro a la sociedad, pero sin duda menos que los casos anteriores.

2
Los dolores

Las situaciones dolorosas

Es prácticamente imposible elaborar un catálogo exhaustivo de todos los dolores que pueden afectar al cuerpo humano. Todos los órganos, todas las estructuras del sujeto pueden ser el foco de un proceso doloroso, e incluso un dolor perfectamente localizado puede tener causas múltiples, locales o generales. Un dolor de rodilla, por ejemplo, puede, desde luego, estar ligado a una afección reumática crónica de dicha articulación (gonartrosis), pero también puede tratarse de una enfermedad reumática inflamatoria aguda, de una infección, de una simple lesión de ligamentos o de menisco, de un reflejo procedente de otra articulación (la artrosis de la cadera se suele manifestar al principio exclusivamente por un dolor en la rodilla), de un dolor nervioso por irritación o compresión de un nervio de la pierna o también de un dolor vascular por problemas circulatorios.

La descripción de los dolores según las partes del cuerpo es poco satisfactoria y rápidamente se convierte en un inventario a lo Prévert. La clasificación de los dolores en cuatro grupos, según su origen, que ya he detallado en un capítulo precedente, es útil para analizar los mecanismos conocidos o supuestos de la sensación dolorosa, pero no refleja bien la realidad de las situaciones clínicas. Sólo una exposición según el tipo de dolor permite enumerar la mayoría de las situaciones a las que tienen que hacer frente los enfermos con dolores crónicos y los médicos del dolor.

Hay cuatro tipos principales de situaciones dolorosas que corresponden a lesiones orgánicas precisas e identificables:

1. Los *dolores viscerales*, que, como ya he indicado, no corresponden a dolores de órganos internos (que son por regla general insensibles), sino a fenómenos de espasmos, de distensión, de torsión o de lesiones de las estructuras nerviosas o vasculares próximas. Estos dolores viscerales suelen dar origen a síndromes álgicos agudos (torsión del ovario, cólico nefrítico...) que requieren una acción médica rápida y precisa que haga cesar la causa del dolor y el propio dolor. Este tipo de dolores agudos se salen del marco de este libro.

Sin embargo, aunque parezca imposible, los dolores viscerales crónicos existen, y veremos hasta qué punto interviene en ellos una combinación de factores locales, factores del terreno y factores psicológicos.

2. Los *dolores nerviosos* constituyen un contingente importante de síndromes dolorosos crónicos: neuralgias (irritación generalmente de un tronco nervioso, de un nervio en el sentido anatómico del término; un ejemplo es la neuralgia facial); neuropatías que corresponden a lesiones médicas difusas de un conjunto de nervios (la polineuritis alcohólica es un ejemplo de este tipo); y dolores de los nervios, posteriores a un traumatismo (herida o contusión). También me referiré aquí a los dolores de deaferentización, ya sea el de un miembro fantasma o las secuelas dolorosas del zona.

En los dolores nerviosos no sólo están implicados los nervios, es decir, el sistema nervioso periférico, «los cables», sino también el sistema nervioso central (médula espinal, tronco cerebral, tálamo, corteza), y muchas situaciones dolorosas crónicas tienen su origen en él (síndrome talámico, esclerosis en placas, etc.).

Los dolores de cabeza y las migrañas no corresponden en la mayoría de los casos a lesiones neurológicas, pero la costumbre y su localización explican que se les estudie en el marco de los dolores nerviosos, lo que yo también voy a hacer, aunque en su mecanismo intervengan sobre todo factores musculares y vasculares.

Los dolores de origen muscular por enfermedad primitiva de los músculos (miopatías, miositis, etc.) se suelen encontrar en el campo de la neurología (a pesar de que se les puede considerar como parte de la reumatología o de la medicina interna) y se abordarán en el capítulo que trata de los dolores nerviosos.

3. Los *dolores reumáticos* constituyen un segundo contingente muy importante de dolores crónicos. Son lesiones de las articulaciones, lesiones inflamatorias (artritis) o no inflamatorias (artrosis), pero también lesiones de estructuras paraarticulares (ligamentos, tendones, bolsas serosas). Los dolores de la columna vertebral, en el cuello, la espalda o la región lumbar pertenecen igualmente a este grupo, y veremos la distinción esencial que hay que hacer entre ciática verdadera, es decir, una irritación o lesión auténtica del nervio ciático o de una de sus ramificaciones, y las raquialgias, sobre todo las lumbalgias que van unidas a problemas de ligamentos y articulaciones de la columna vertebral, sin «neuralgia» en el sentido literal del término. También en el caso de los dolores crónicos de origen reumático se subrayará la importancia de los factores psicógenos, del terreno y socioeconómicos.

4. Los *dolores vasculares*, o mejor de origen vascular, suelen ir unidos a la isquemia, es decir, a la insuficiencia de aporte sanguíneo a un órgano por estrechamiento del calibre de una arteria. Los dolores de la angina de pecho son una manifestación muy conocida de esto; los dolores de la arteritis de los miembros inferiores constituyen otro ejemplo demostrativo.

Los *síndromes algodistróficos* merecen un estudio particular, a pesar de que su origen vaya probablemente unido a una deaferentización. En efecto, corresponden a entidades dolorosas muy específicas donde se asocian factores nerviosos, factores reumáticos y factores vasculares, influidos todos ellos por un desarreglo del sistema nervioso autónomo (sistema simpático y parasimpático). También en este caso la personalidad del enfermo desempeña un papel determinante y reconocido en la aparición de este síndrome, y la conducta del tratamiento obedece a reglas y técnicas muy específicas.

Los *dolores difusos*: un buen número de síndromes dolorosos crónicos se caracteriza por dolores de expresión diversa, unas veces musculares o tendinosos, otras espasmos viscerales, cefaleas o dolores vertebrales. Estos dolores difusos polimorfos tienen siempre la característica de ir asociados a estados de ansiedad o de ansiedad y depresión, por lo que van acompañados de lo que hemos convenido en llámar dolor «moral».

La asociación de dolores físicos polimorfos crónicos a un dolor moral es específica de la hiperexcitabilidad neuromuscular que he descrito bajo el nombre de síndrome espasmófilo. El síndrome espasmófilo, del que recordaré los rasgos principales, es un gran proveedor de estados álgicos de larga duración; también se le puede encontrar asociado a otros síndromes dolorosos de etiología distinta que contribuye a agravar. Hay que distinguir cuidadosamente los dolores del síndrome espasmófilo, y su séquito de dolores morales, de los dolores «psíquicos», que son el tema de otro capítulo posterior.

Los *dolores psíquicos* parecen directamente creados por el psiquismo, pero son dolores reales, aunque los enfermos sean «imaginarios». En la mayor parte de los casos se trata de problemas psiquiátricos clasificados o de problemas psiquiátricos menos claros, pero evidentes.

La recepción de los mensajes dolorosos está alterada en todas las enfermedades mentales; los sujetos melancólicos, deprimidos o hipocondríacos padecen constantemente de todo. Los histéricos pueden mostrar manifestaciones dolorosas atroces con las que sufren realmente. Por ejemplo, un enfermo tendrá todos los signos de una artritis de la rodilla, todos los signos objetivos del dolor y de la inflamación, signos que no se pueden simular; otros enfermos podrán tener todos los signos objetivos de una afección quirúrgica aguda, hasta el punto de llegar a engañar a un cirujano, que se dejará arrastrar a practicar una intervención inútil. Voy a referirme al sufrimiento también en el marco de los dolores psíquicos. Hasta ahora he empleado poco este término porque, en mi opinión, debe reservarse para el sufrimiento psíquico. El sufrimiento moral puede llegar a ser tan intenso que sobrepase a los dolores psíquicos y conduzca al enfermo, melancólico o hipocondríaco, a la desesperación y el suicidio.

Pero no hay que confundir estos dolores psíquicos observados en el marco de una patología mental con las modificaciones psicológicas producidas por el dolor prolongado. Son escasos los sujetos que pueden soportarlo con serenidad. Provoca un repliegue sobre uno mismo, una separación del mundo real, una astenia intensa; a veces, por el contrario, una actividad acrecentada para luchar contra el dolor. El estado depresivo que engendra la persistencia de dolores intolerables que imposibilitan a la persona pueden llevar al suicidio a un paciente que no es un enfermo mental, sino alguien que ya no puede más. Vamos a ver que ésta es una de las justificaciones teóricas y prácticas del empleo de antidepresivos en el tratamiento de los dolores crónicos.

Los dolores viscerales

Los dolores viscerales suelen corresponder a dolores agudos por espasmo, distensión o torsión de órganos internos, puesto que, vuelvo a recordarlo, las vísceras son en sí mismas insensibles. Se producen situaciones de urgencia o de semiurgencia en las que hay que llamar al médico y en las que el dolor desaparece cuando ha cumplido su misión de señal de alarma, cuando es inútil, una vez atendida la causa desencadenante.

Voy a hacer un rápido repaso de los dolores agudos que pueden afectar a todos los órganos internos y para los que hay que recurrir a la mayor parte de la patología medicoquirúrgica clásica:

Así, *en el tórax*: el dolor de la angina de pecho, situado en medio de éste, irradia hacia el cuello y el brazo; sobreviene al realizar un esfuerzo (andando, subiendo una escalera) y obliga a la persona a detenerse en el sitio. El dolor desaparece sin dejar huella tras unos minutos. Un medicamento específico, la trinitrina, hace que el ataque ceda en unos segundos. En cambio, el dolor atenazante del infarto de miocardio, que sobreviene de noche, es intenso, va acompañado de angustia y de sensación de muerte inminente, abarca todo el tórax e irradia hacia el cuello, la mandíbula y el brazo (generalmente el izquierdo); se prolonga durante horas y no cede al tomar trinitrina. La embolia pulmonar provoca un dolor torácico diferente que recuerda un dolor de costado, acompañado de palpitaciones, normalmente seguido de tos, de esputos a veces sangrantes y de fiebre.

En el abdomen: la úlcera de estómago se traduce en dolores cotidianos como calambres y sobreviene en períodos de dos o tres semanas; la aspirina agrava los dolores. Los dolores de la úlcera de estómago son en principio típicos, pero un cáncer de estómago puede provocar el mismo género de dolores, con frecuencia sin períodos de remisión. El cólico hepático muy violento se inicia de modo brutal y dura varias horas; es un dolor acompañado de náuseas y vómitos que irradia hacia detrás, en particular hacia el omóplato derecho, y bloquea la inspiración profunda. Un dolor hepático suele corresponder a una vesícula biliar irritable o átona, pero si dura más de veinticuatro horas, si va acompañado de fiebre y/o ictericia, indica que un cálculo ha bloqueado las vías biliares que están inflamadas e infectadas.

Todas las enfermedades del colon, graves o benignas, pueden provocar una colitis espasmódica, dolor de vientre permanente o difuso acompañado de diarrea, estreñimiento, hinchazón de vientre, borborigmos y eructos.

El ataque de apendicitis suele ser típico. Implica dolor en el tercio inferior derecho del vientre acompañado de fiebre no muy alta, estreñimiento y lengua sucia; palpar la zona dolorosa aumenta el dolor. En caso de perforación, lo que se traduce en una peritonitis, el dolor es violento, difuso en todo el abdomen. El vientre está duro y el estado general se altera.

Los *dolores pancreáticos* merecen ser mencionados, pues el páncreas puede ser la causa de síndromes dolorosos crónicos rebeldes, de diagnóstico con frecuencia difícil, acompañados generalmente de problemas psíquicos importantes. Las afecciones del páncreas son sin duda los dolores más problemáticos de diagnosticar, pues entre las afecciones viscerales, éstas provocan una atención médica poco atenta, lo que puede llevar a suponerlas imaginarias. Éste es uno de los aspectos delicados del debate somatopsíquico, puesto que el páncreas, a diferencia del corazón, el hígado o el estómago, es un órgano prácticamente desconocido para los enfermos, un órgano que no conlleva carga afectiva alguna.

El dolor pancreático se asienta en el epigastrio (parte media del tercio superior del abdomen) e irradia hacia el hipocondrio izquierdo; es de gran intensidad y conlleva actitudes antálgicas características (enfermo doblado hacia delante e inmóvil).

Es evidente que, cuando un ataque doloroso agudo de este tipo sobreviene, la posibilidad de una localización pancreática no pasa desapercibida para los médicos que conocen bien la patología de este órgano, por ejemplo la pancreatitis aguda, y adoptan inmediatamente el tratamiento adecuado.

Por desgracia, las cosas no suelen ser tan sencillas; las afecciones crónicas del páncreas (pancreatitis crónica, cáncer de páncreas) suelen ser la causa de dolores epigástricos o más difusos, persistentes, que pueden irradiar hacia la espalda, los hombros, los miembros inferiores, etc. Puesto que el páncreas es un órgano en el que se piensa poco y además difícil de explorar, cabe imaginar lo difícil que es diagnosticar estos tipos de dolor. Úlcera crónica del estómago, hernia discal y con frecuencia dolores imaginarios son diagnósticos que se suelen efectuar y que no se corrigen hasta meses o años más tarde.

Asimismo, hay que tener presente que el páncreas es una glándula endocrina que segrega insulina y controla la glucorregulación (metabolismo del azúcar). Al lado de posibles dolores producto de una lesión crónica de ese órgano, son frecuentes los problemas de glucorregulación del tipo de las hipoglucemias (no me refiero a la diabetes, fácilmente reconocible y bien atendida). Estas hipoglucemias, orgánicas o funcionales, pueden ser el origen de síntomas neuropsíquicos que van de manifestaciones poco claras (fatiga, calambres de estómago, vértigo, malestar, palpitaciones) a auténticos problemas de conducta o a estados de confusión onírica con alucinaciones.

La asociación de dolores misteriosos y de malestar impreciso constituye el terreno ideal para hablar de un origen «psíquico» de los síntomas y dejar de lado una verdadera lesión orgánica. Las pancreopatías (enfermedades del páncreas), con o sin problemas de glucorregulación, ilustran un aspecto puramente biológico de la creación de síntomas dolorosos, pues nos hallamos lejos de una posible explicación psicológica. El páncreas, a causa de la ausencia habitual de investigación afectiva y psicológica sobre él, es el origen de una de las escasas variedades de dolores espontáneos casi experimentalmente puros.

En los riñones, las vías urinarias y los órganos genitales: el cólico nefrítico es un dolor brutal, intenso, paroxístico, que aparece en uno de los lados de la región lumbar e irradia hacia los órganos genitales. El enfermo se agita, no puede estar quieto; el dolor atroz y angustioso está provocado por el bloqueo de un cálculo en el uréter, y sólo cesa al expulsar el cálculo a la vejiga.

La cistitis provoca un dolor como el de una quemadura, acompañado de frecuentes deseos de orinar; es una inflamación de la vejiga con o sin infección.

Las enfermedades de transmisión sexual (ETS) no son todas dolorosas, pero la gonococia conlleva micción muy dolorosa en el hombre («orinar con cuchillas de afeitar»), mientras que los tricomonas originan síntomas dolorosos sobre todo en las mujeres.

Los dolores del bajo vientre y las reglas dolorosas (dismenorrea) pueden revelar una infección general, un pólipo o un fibroma del útero, o un quiste del ovario.

Por último, todo dolor de abdomen o de bajo vientre en el curso de un embarazo es anormal y debe ser consultado al médico, pues un embarazo normal sólo va acompañado de trastornos menores.

Este rápido repaso de los dolores viscerales tiene un único objetivo: recordar sin posibilidad de equívoco que se trata de dolores-«señal de alarma» que deben ser consultados al médico sin demora, aunque sólo sea para establecer el diagnóstico y asegurar el tratamiento.

El paso a un estado crónico de los dolores viscerales, aunque no sea el motivo más frecuente de consulta al médico del dolor, plantea numerosos problemas, a veces difíciles de resolver. Hay que tener en cuenta varios casos.

En principio, el hecho de que el dolor se haga crónico puede ser el resultado de la evolución de la enfermedad a pesar de los tratamientos médicos. Un enfermo en el que una colitis espasmódica ha llevado a descubrir un cáncer de colon, aunque haya sido operado con éxito, vuelve a empezar a sufrir pero deja presentir al cirujano una evolución de su enfermedad cancerosa, una recaída; recaída que se puede observar, o temer, en todas las afecciones médicas.

Durante la evolución de la enfermedad anginosa, una mayor frecuencia y duración de los ataques dolorosos señalan una agravación que puede hacer temer un infarto. El enfermo que padece una angina de pecho es sin duda un enfermo con dolor crónico, pero sólo un tratamiento médico bien llevado, a veces un tratamiento quirúrgico, unido a reglas de higiene y de dietética (control del peso, de los lípidos, de la tensión) puede mejorarlo o curarlo.

Todos los problemas orgánicos graves, que amenazan la vida, pueden crear un síndrome doloroso crónico y evolutivo. Asimismo, numerosos dolores viscerales menores, sin gravedad y que no suponen una amenaza para la vida del paciente, pueden pasar al estado crónico y ser por ello el origen de malestar funcional a veces considerable.

Los cólicos hepáticos, que en Francia se denominan «ataques de hígado», son frecuentemente repetitivos y están desencadenados por una mala alimentación, por ciertos períodos del ciclo menstrual en la mujer, o corresponden, como veremos, a migrañas digestivas. En estos enfermos siempre se encuentra una tendencia a los espasmos, un terreno de hiperexcitabilidad muscular. Las colopatías espasmódicas que ocasionan ataques abdominales dolorosos y repetidos en algunos sujetos, las dismenorreas (reglas dolorosas, tensión dolorosa de los senos) y las cistitis sin infección (cistitis de orina clara) son afecciones dolorosas crónicas, donde se suelen encontrar el terreno ansioso constitucional y las manifestaciones diversas de hiperexcitabilidad neuromuscular de los espasmófilos. Insisto en este capítulo referido a los dolores viscerales crónicos sin gravedad, en los que se halla ausente cualquier patología orgánica macrolesional, en la importancia de la toma en consideración del síndrome espasmófilo en el tratamiento y la atención global de estos enfermos que sufren. Es habitual decir que la ansiedad aumenta los dolores, y en particular los dolores viscerales, pero no hay que olvidar que la ansiedad es mantenida por dichos dolores viscerales y suele formar parte de numerosos síntomas creados por los problemas metabólicos de la hiperexcitabilidad neuromuscular. Esto es aún más cierto para los dolores viscerales, puesto que las vísceras son indoloras, pero, en cambio, los espasmos de la musculatura lisa (involuntaria) de sus paredes está bajo el control directo del equilibrio entre el sistema simpático y el parasimpático, equilibrio que se encuentra a su vez bajo el control del sistema límbico (cerebro de las emociones).

He detallado en otro sitio[1] los círculos viciosos que se instalan entre los dolores ansiógenos y la ansiedad que aumenta los dolores por incremento del espasmo neuromuscular. He indicado asimismo cómo se puede tratar de romper este círculo vicioso. Me volveré a referir a ello en un próximo capítulo.

---

[1] *Etes-vous spasmophile?*, éditions Robert Laffont, 1981 y 1986.

Los dolores nerviosos

Todos los nervios del organismo bajo los efectos de las causas más variadas (traumatismo, compresión, inflamación, irritación, infección) pueden dar origen a violentas algias.

Las *neuralgias* son dolores percibidos como pertenecientes al trayecto de un nervio a lo largo del cual se propagan. Puesto que existen numerosos nervios en el organismo y se han descrito numerosas neuralgias, voy a referirme a las más frecuentes y a las que plantean problemas diagnósticos o terapéuticos particulares.

La *neuralgia ciática* ataca al nervio ciático (el más largo del organismo, un metro), que da motricidad y sensibilidad a la mayor parte de los miembros inferiores. El nervio ciático es la reunión de las raíces principales L_5 y S_1, que parten de la médula espinal y atraviesan los agujeros conjugados correspondientes de la columna vertebral. Para cada raíz L_5 y S_1, hay al salir de la médula espinal una raíz anterior motriz y una raíz posterior sensitiva, por lo que el nervio ciático es un nervio mixto, sensitivo y motor al mismo tiempo.

La neuralgia ciática (comúnmente denominada ciática)

suele sobrevenir tras un esfuerzo o un movimiento en falso; es un dolor continuo y sordo, que se sitúa en el trayecto del nervio. Para el trayecto S_1, en la parte posterior del muslo, la pantorrilla y el talón; para el trayecto L_5, en la parte anterior y externa del muslo y de la pierna, así como en el dedo gordo del pie. En la mayor parte de los casos, sólo se ve afectada una raíz. El dolor se presenta en paroxismos violentos; se agrava con los movimientos, la tos y la defecación. No es posible caminar durante los accesos, y el enfermo adopta una posición antálgica doblada para evitar el alargamiento del nervio, que es atrozmente doloroso. Esta ciática puede estar acompañada de un entumecimiento de la pierna, de una amiotrofia (en caso de ciática paralizante) y de una disminución o una desaparición del reflejo osteotendinoso del tobillo (reflejo aquileano). Todos los signos de la afección de un nervio se hallan aquí presentes de forma caricaturesca, y más que el diagnóstico, que es sencillo, es interesante detallar los mecanismos de producción de una ciática y sus consecuencias en el futuro de los enfermos. Una ciática es una irritación mecánica de un nervio. Las radiografías de la columna vertebral mostrarán si existen lesiones de las vértebras correspondientes (normalmente no hay lesión, o lesiones triviales de artrosis). La electromiografía (registro de la actividad eléctrica de los nervios y músculos) precisará la topografía exacta de la lesión y si hay riesgo de parálisis o anestesia.

Pero, ¿cuál es el origen de la ciática?

Es clásico y habitual decir que se produce una compresión de las raíces nerviosas L_5 y S_1 a su salida de la columna vertebral por un saliente anormal del disco invertebral (especie de amortiguador situado entre las vértebras) en el canal raquídeo. Es la famosa hernia discal. Ahora bien, esta hernia es mucho menos frecuente de lo que se cree. Los escáneres lumbares sólo muestran una verdadera hernia discal con compresión nerviosa entre el 5 y el 10 % de los casos. La hernia discal no es responsable de la ciática en la mayor parte de los casos, sino un esguince vertebral, como consecuencia de un choque, un esfuerzo o un falso movimiento, es decir, un desgarro de los ligamentos que sostienen las vértebras entre sí, deslizándose hacia atrás la apófisis articular de la vértebra que comprime la raíz nerviosa.

La realidad del mecanismo de producción de la ciática tiene una importancia considerable, pues aunque hay, desde luego, una pequeña proporción de hernias discales auténticas verificadas con el escáner que deben ser operadas, la mayoría de las ciáticas no se deben a esta causa, sino a un esguince vertebral, el cual retornará a su posición espontáneamente o después de una manipulación vertebral bien hecha. No obstante, quedará a la altura de este esguince una zona de debilidad que ocasionará recaídas. De este modo, el esguince vertebral suele reducirse sólo parcialmente, lo suficiente para que mejore la ciática, pero que no es suficiente para que se cure, por lo que el enfermo mantendrá un fondo doloroso crónico.

Estos hechos deberían llevar a ser enormemente prudentes en la indicación de operación para una ciática, pues esta intervención pocas veces es necesaria, con frecuencia es inútil y a veces peligrosa. Abre la puerta a verdaderas lisiaduras dolorosas. Más adelante se expondrá la conducta del tratamiento de las ciáticas.

La *neuralgia cervicobraquial* presenta un cuadro de irritación dolorosa de uno o varios nervios del brazo a partir de las raíces motrices y sensitivas que nacen en la parte cervical de la médula espinal. El dolor desciende por el brazo hasta la mano, está acompañado de hormigueos en los dedos, de entumecimiento, a veces de una disminución de la fuerza muscular y de una modificación de los reflejos osteotendinosos. Según la topografía del dolor y de los hormigueos, se distinguen las zonas nerviosas afectadas, por ejemplo: la raíz C_7 en caso de irritación del pulgar y el índice; las raíces C_8 y D_1 en el caso de irradiación dolorosa a los dedos cuarto y quinto. El dolor parte del cuello y sigue el trayecto de los nervios del brazo. Es fugaz, aumenta con los movimientos y puede ir acompañado de descargas eléctricas: es una «ciática del brazo». Al igual que en los miembros inferiores, la causa es una irritación de las raíces nerviosas a la salida del arco vertebral, en general por artrosis (picos de loro). En cambio es bien sabido que la verdadera hernia discal cervical es totalmente excepcional, y prácticamente nunca tiene indicación quirúrgica. Las radiografías del cuello suelen mostrar los signos de la artrosis de las cervicales y la ausencia de otras lesiones osteoarticulares más graves. El electromiograma precisa la topografía de las lesiones, su estadio evolutivo y su pronóstico (probable evolución).

Las *neuralgias intercostales* presentan un cuadro equivalente con un dolor en mitad de la cintura a la altura del tórax.

La *cruralgia* es una lesión del nervio que controla el músculo anterior del muslo (cuadríceps). El origen es una irritación de este nervio a la salida de las vértebras lumbares, ya sea una compresión del nervio crural en la arcada crural (punto de paso entre la parte inferior del abdomen y la parte anterior del muslo) o bien con frecuencia una enfermedad general, la diabetes, por ejemplo.

La *neuralgia parestésica* es una sensación desagradable de hormigueo en la cara externa del muslo, acompañada de hipoestesia y de una sensación de piel acartonada. Va unida a una lesión generalmente mecánica del nervio femorocutáneo en el plano lumbar (L_2, L_3) por artrosis, problemas de la estática o al nivel de la arcada crural. La zona de los dolores y de las parestesias clásicamente se describe en forma de raqueta. Los síntomas, que sin ser dolorosos son ansiógenos, pueden durar meses antes de remitir, a veces espontáneamente.

La *neuralgia de Arnold* afecta al segundo nervio cervical que sale de la columna vertebral, justo debajo del cráneo. El dolor sube por la cabeza, sólo por un lado, como medio casco y suele llegar hasta el ojo.

Todas estas neuralgias se llaman radiculares debido a su punto de partida a la altura de las raíces nerviosas a la salida de la columna vertebral. Otras neuralgias afectan a nervios más bajos en su trayecto, al nivel del tronco del nervio: son las neuralgias tronculares. Entre las más frecuentes se encuentran:

La *neuralgia cubital*. El nervio cubital, que inerva la parte interna del brazo, es un nervio frágil; todo el mundo conoce el dolor fulgurante como una descarga eléctrica que se produce cuando se golpea el codo. La neuralgia cubital supone una disminución de la fuerza del antebrazo y la mano y hormigueos en los dedos cuarto y quinto. El nervio cubital puede bloquearse a la altura del codo o la muñeca, con frecuencia como secuela de una fractura. Es indispensable hacer radiografías y medir las velocidades de conducción nerviosa motriz y sensitiva para ver dónde se sitúa la lesión y si hay que operar para liberar el nervio.

Las *neuralgias del nervio mediano* (que como su nombre indica se encuentra en el medio del antebrazo) se han estudiado mucho en los últimos años porque dan lugar a una afección muy frecuente, dolorosa e incapacitadora: el *síndrome del canal carpiano*, cuya importancia requiere un desarrollo particular.

El síndrome del canal carpiano es una compresión crónica del nervio mediano en la muñeca entre el hueso y el ligamento que sostiene por delante los tendones, nervios y vasos sanguíneos de la muñeca (ligamento anular del carpo). Este síndrome, muy frecuente y normalmente poco conocido, se caracteriza por acroparestesias nocturnas, es decir, dolores y hormigueos eléctricos en los dedos (típicamente en los tres primeros dedos) que sobrevienen de noche, todas las noches, y que despiertan al enfermo. El dolor se acompaña de dificultad para doblar los dedos, extender la mano y usar el pulgar. Si prosigue la evolución, aparece una atrofia en la mano. El paciente se vuelve torpe, tira los objetos. El dolor suele ir acompañado de problemas de sensibilidad, dificultades para recoger un objeto fino, para coser, a veces de quemaduras graves de los dedos ocasionadas por la falta de sensibilidad. Insisto en la gran frecuencia de esta lesión del nervio mediano. Siempre hay que pensar en un síndrome del canal carpiano en caso de dolor en las manos, sobre todo unilateral, pues el tratamiento médico o quirúrgico es muy eficaz y la vida de los enfermos se transforma. La causa del síndrome del canal carpiano no siempre se conoce; se observa después de una fractura de muñeca, si un fragmento óseo mal reducido irrita el nervio (causa mecánica), o en personas que, por razones profesionales o de otro tipo, tienen que apoyarse con frecuencia en las muñecas (volante de un camión, uso de muletas), pero existe sin duda un origen hormonal, pues se suele observar en mujeres próximas a la menopausia. El dolor suele comenzar en un lado (normalmente el izquierdo), pero acaba afectando a ambas manos. El diagnóstico se efectúa sobre las características del dolor, las radiografías, con frecuencia normales, pero que pueden mostrar la secuela de una fractura, y sobre todo sobre la electromiografía, que demuestra la compresión aislada del nervio mediano con disminución de la velocidad del impulso nervioso en la muñeca. Este último examen precisa de forma indispensable el estadio de evolución de la afección e indica si el tratamiento debe ser médico (infiltraciones locales de antiinflamatorios) o, con más frecuencia, quirúrgico (liberación del nervio mediano en la muñeca). Recientemente, los tratamientos con láser han dado buenos resultados. El síndrome del canal carpiano es un caso típico de una afección orgánica precisa, que puede no ser conocida durante mucho tiempo y que conlleva dolores y malestar importante y crónico antes de que se lleve a cabo el diagnóstico. Muchas personas tienen hormigueo en los dedos, síntoma que los médicos suelen pasar por alto o atribuirlo a la ansiedad. Se trata de un ejemplo sencillo en el que un examen complementario preciso efectúa el diagnóstico y contribuye a hacer salir al paciente de una situación muy desagradable.

El *síndrome del canal tarsiano* es menos frecuente, pero explica ciertos dolores crónicos del pie o los pies. También en este caso, un nervio (ramificación terminal del nervio ciático poplíteo interno) se comprime entre el hueso y el ligamento; también en este caso, el dolor es típico, la medida de la velocidad del impulso nervioso establece el diagnóstico, y el tratamiento, muy eficaz, suele ser quirúrgico.

Hay otra neuralgia extremadamente dolorosa e incapacitadora, muy conocida desde hace tiempo y que ha hecho correr ríos de tinta, sobre todo porque el tratamiento es incierto: es la *neuralgia facial* o *neuralgia del trigémino*. El trigémino es un nervio craneal que proporciona sensibilidad a la mayor parte de la cara. Hay dos nervios trigéminos: uno a la derecha y otro a la izquierda, que son nervios casi exclusivamente sensitivos (sólo una pequeña ramificación accesoria motora controla los músculos masticadores). Suele ser una neuralgia esencial (de causa desconocida) que afecta al nervio en una o varias de sus tres ramificaciones (ramificación superior en la frente, ramificación media en las aletas de la nariz y los pómulos y ramificación inferior en la mandíbula inferior y los nervios dentales inferiores). La lesión más frecuente es la de la ramificación media. El dolor, que aparece en un solo lado, derecho o izquierdo, es imprevisible o provocado por el hecho de hablar, comer, lavarse o afeitarse. Es una descarga eléctrica violenta, intolerable, que inmoviliza al enfermo y provoca una contracción brutal del rostro (tic doloroso de la cara). El dolor se repite a lo largo del día e incapacita al paciente. Esta afección es dramática para el enfermo, que llega a evitar los gestos de la vida cotidiana, a no atreverse a moverse o comer, pues conoce la zona que al tocarse desencadena el dolor (zona gatillo). Este dolor atroz es comparable al de un puñetazo, un desgarro o un mordisco. Los accesos pueden producirse todos los días y van seguidos de manchas rojas y sudoración. La neuralgia del trigémino se denomina esencial porque no se suele encontrar una etiología, pero a veces existe una causa local (tumor de un nervio, secuela de una fractura, flemón), y la afección es tan intolerable que el médico tiene que consagrarse a encontrarla o eliminarla. Por fortuna hay un medicamento específico, de la serie de los antiepilépticos, que suele ser eficaz para el tratamiento de esta algia. Si el medicamento no es eficaz o deja de serlo, sólo es posible una intervención neuroquirúrgica (que ofrece resultados positivos en el 80 % de los casos) que consiste en coagular, mediante frío o calor, las fibras nerviosas responsables.

Hay otras neuralgias en la cara, que afortunadamente son menos dramáticas que la del trigémino y que afectan por ejemplo a la lengua (glosodinia) o a los dientes (neuralgias dentales), así como la neuralgia del nervio glosofaríngeo.

Las *neuropatías* presentan otros cuadros de dolor crónico penosos, frecuentes y evolutivos a lo largo de varios años. Una neuropatía es una enfermedad médica difusa de los nervios (hablamos de neuropatías periféricas para subrayar que son los nervios periféricos, no los centros nerviosos, los afectados). Habitualmente, son los miembros inferiores los más afectados. En primer lugar, los pies; después, la afección sube y a veces interesa a los miembros superiores. Son siempre ataques simétricos y sensitivomotores; es decir, que no sólo hay dolores unidos a la afección sensitiva, sino también una disminución de la fuerza muscular, una atrofia muscular (amiotrofia) y una disminución o una anulación de los reflejos osteotendinosos unidos a la lesión motriz. Los dolores son permanentes y a veces los exacerba el descanso o el calor de la cama. Aparecen calambres, hormigueo, entumecimiento, sensaciones de descarga eléctrica, sensaciones de agua helada o de agua hirviendo corriendo por las piernas y una impresión de sentir mal el suelo, de andar sobre un cojín. Las perturbaciones de la sensibilidad y la disminución de la fuerza muscular conllevan tropiezos, inestabilidad al andar y caídas. Si la afección se agrava, andar se hace imposible, y el enfermo se ve recluido en una silla de ruedas. Asimismo, puede verse alterado el control de la micción y las heces, lo cual, unido a los dolores y a la impotencia, complica más aún la vida de estos pacientes.

Las neuropatías periféricas son afecciones graves e incapacitadoras de origen múltiple. No obstante, en más de la mitad de los casos, no se encuentra la causa, por lo que se habla de neuropatía esencial. El médico debe poseer el olfato y la paciencia de un detective para describir la causa, si es posible, pues su tratamiento (tratamiento etiológico) permite la curación.

Las etiologías conocidas de las neuropatías periféricas son numerosas; la más frecuente va sin duda unida a la intoxicación alcohólica o alcoholiconicotínica: la *polineuritis etílica*, que sólo se puede curar mediante la supresión total y definitiva del alcohol y/o el tabaco.

Otras enfermedades van acompañadas de neuropatías:

La neuropatía diabética (unida a la diabetes) suele acompañar a las diabetes menores, mientras que suelen ser raras en las grandes diabetes de los sujetos delgados. El enfermo, poco consciente de su estado diabético, lo descuida, lo trata de manera poco realista, y la neuropatía se instala con todo su séquito de dolores. El tratamiento consistirá en primer lugar en equilibrar cuidadosamente la diabetes, para pasar después de forma transitoria o definitiva al tratamiento con insulina.

La insuficiencia renal (neuropatía urémica), ciertas degeneraciones raras del tejido conjuntivo (neuropatía amiloide), ciertas enfermedades metabólicas (enfermedad de Refsum) y sobre todo numerosos medicamentos pueden provocar asimismo neuropatías periféricas.

El problema de las neuropatías periféricas de origen tóxico y sobre todo medicamentoso es interesante porque se puede errar durante largo tiempo antes de encontrar la causa. Las neuropatías periféricas profesionales relacionadas con el plomo, por ejemplo (saturnismo), son bien conocidas, pero, en cambio, hemos tardado muchos años en descubrir que un producto muy corriente empleado en los tratamientos cardíacos provoca neuropatías. Este producto ha sido retirado de la venta.

Igualmente, los medicamentos empleados en el tratamiento de la tuberculosis (INH) han sido responsables de polineuritis.

La mayor parte de las quimioterapias anticancerosas, además de su acción sobre el estado general y el cabello, pueden ser responsables de neuropatías periféricas graves e incapacitadoras. El terapeuta y su enfermo se encuentran, también en este caso, cogidos entre dos fuegos: utilidad de un tratamiento e importancia de sus efectos secundarios.

En los dolores persistentes de los miembros inferiores siempre hay que buscar una neuropatía, y exploraciones neurológicas especializadas, como la medida de las velocidades del impulso nervioso motor y sensitivo, permiten reconocerla y seguir su evolución. Se trata de una patología que suele ser desatendida. Los enfermos que sufren de las piernas oyen decir con frecuencia que es la «fatiga» o la «circulación», cuando una investigación médica cuidadosa permite encontrar una causa, atender y suprimir dolores desesperantes.

Las heridas y traumatismos de los nervios plantean problemas al tiempo simples y temiblemente complejos.

Es fácil comprender que todo traumatismo de un nervio va a crear un dolor en la zona correspondiente. La mayor parte de los nervios son sensitivomotores. La herida de un nervio se acompaña, por tanto, de una atrofia de los músculos correspondientes y de anestesia o dolor en la zona sensitiva inervada en función de la importancia de la lesión, herida completa, sección parcial o contusión. Reparar un nervio mediante la microcirugía es relativamente sencillo y permite obtener una buena recuperación motriz y sensitiva. Hay que precisar que la sutura quirúrgica de un nervio sólo restablece la continuidad de la vaina del mismo, mientras la parte situada más abajo de la herida forzosamente degenera (degeneración walleriana), y la sutura sólo permite el crecimiento muy lento del axón del nervio dañado, en buenas condiciones anatómicas.

En cambio, la aparición de dolores de deaferentización como continuación próxima o lejana de un traumatismo nervioso, de una agresión de los nervios por una enfermedad vírica o de otro tipo, de una lesión de los nervios por radioterapia o de una herida de los nervios, aunque haya sido curada quirúrgicamente, demuestran que las cosas no siempre salen bien.

No voy a volver sobre los mecanismos fisiopatológicos mal conocidos que provocan los dolores de deaferentización, sino que voy a referirme a sus características y a las circunstancias médicas y quirúrgicas que favorecen su aparición.

Los dolores de deaferentización tienen características semiológicas precisas; aparecen en el curso del traumatismo de un nervio o de una raíz, o en el cuadro de una patología neurógena periférica, con un retraso de varios días, meses e incluso años después de la lesión causal.

En este tipo de dolor se unen un fondo doloroso permanente (quemadura, barrena, desgarramiento) y accesos paroxísticos de dolores fulgurantes. El foco de los dolores permite reconocer su topografía neurológica. Estos dolores van acompañados de una anestesia dolorosa con pérdida de la sensibilidad táctil al calor y al frío. El roce de la región dolorosa o su movimiento, pero también el ruido o una emoción, la tensión o un estado depresivo pueden conllevar un recrudecimiento de las algias; a veces, por el contrario, el frotamiento o el masaje de la zona sensible las alivian transitoriamente. Los dolores suelen ir acompañados de calor local, edema, hipersudoración y enrojecimiento, que demuestran la existencia de un desequilibrio simpático al que nos volveremos a referir al hablar de los síndromes algodistróficos.

Numerosas circunstancias quirúrgicas y médicas pueden conducir a la aparición de dolores de deaferentización. El muñón de las personas que han sufrido una amputación puede ser el centro de sufrimientos violentos acompañados de problemas sensitivos y de un recrudecimiento con el roce. El dolor del miembro fantasma de las personas amputadas es distinto del dolor del muñón: es un síndrome complejo en el que el miembro ausente produce sensaciones de quemazón o de trituración que llegan a reproducir el dolor que precede a la amputación.

Después de un desgarro o contusión del plexo braquial, en el curso de un accidente, por ejemplo, cuando las lesiones se han estabilizado tanto desde el punto de vista motor como sensitivo, pueden aparecer secundariamente, tras una demora variable, estos dolores que evocan trituración y laceración insoportables para el herido.

La neuritis postirradiación se manifiesta en los meses o años posteriores a una radioterapia contra el cáncer (la más habitual, a la altura del brazo tras un cáncer de mama). La radioterapia que esteriliza el cáncer provoca al mismo tiempo lesiones del plexo braquial, que se manifestarán más tarde en forma de dolores de deaferentización.

Después de una intervención de hernia discal, para una ciática por ejemplo, la persistencia o la recidiva de los dolores es debida en parte a la aparición de la deaferentización en la zona nerviosa donde se producía el dolor ciático mecánico.

Ciertas afecciones víricas de los nervios y ganglios —el zona, las polirradiculoneuritis (síndrome de Guillain y Barré)— son afecciones médicas agudas que se curan normalmente sin dejar secuelas y que, por tanto, no entran en el marco de los dolores nerviosos crónicos. No obstante, los dolores crónicos después del zona son relativamente frecuentes (10 % en el caso de los sujetos jóvenes, de 30 a 50 % en los sujetos maduros) y recurren al mecanismo de deaferentización.

El zona es fácil de reconocer: dolores fulgurantes en una región nerviosa precisa preceden a la aparición en la piel de vesículas que señalan con frecuencia la topografía del dolor. Las vesículas se secan y cicatrizan y los dolores desaparecen. Si persisten o vuelven a aparecer, pueden incapacitar a la persona e ir acompañados de alteraciones del estado general y de un síndrome depresivo.

Por último, todas las neuropatías periféricas a las que me he referido pueden dar origen a dolores de deaferentización que agraven el pronóstico y expliquen evoluciones normalmente largas, a pesar de la supresión de una posible causa tóxica.

Uno de los motivos de gran interés del diagnóstico del dolor de deaferentización, como veremos más ampliamente, va unido a las consecuencias terapéuticas derivadas de éste. Hay que saber, en efecto, que en este caso la cirugía de resección es inútil, incluso nefasta. La mayor parte de las recuperaciones operatorias por secuelas de hernia discal son ilusorias, y los tratamientos habituales mediante antálgicos o infiltraciones locales de anestésicos o antiinflamatorios son completamente ineficaces. El tratamiento, aunque sea largo y difícil, debe recurrir a medicamentos que refuercen el control del dolor interfiriendo en el metabolismo de los neuromediadores. La neuroestimulación, como también veremos, está más indicada en estos casos. No hay que perder de vista que, en el caso de estos dolores, quizás más que en otras circunstancias, la resonancia afectiva y las repercusiones sobre el humor son más marcadas. La tensión emocional agrava el fondo doloroso, y el papel del contexto psicológico es preponderante.

El *sistema nervioso central* (tálamo, corteza cerebral) está implicado en la percepción de toda sensación dolorosa, pero estos centros superiores pueden asimismo manifestar sensibilidad propia y, por tanto, si están irritados o lesionados, dar origen a uno o varios dolores que serán llevados a la periferia, aunque ésta no sufra y no haya enviado ningún mensaje doloroso.

En muchas enfermedades de la médula espinal se constatan dolores de características diversas: dolor relámpago, tipo trituración o desgarramiento (dolores simpáticos), y aumento de la sensibilidad dolorosa (hiperalgesia); inversamente, ciertas zonas pueden permanecer insensibles al dolor. Estas manifestaciones son susceptibles de producirse en todos los niveles del sistema nervioso central, y el estudio de estos dolores confirma la topografía de las vías del dolor de la que ya he hablado. El dolor que proviene de las astas posteriores de la médula se limita a ciertas regiones radiculares y el foco se encuentra en el mismo lado que la lesión; por el contrario, el dolor del fascículo espinotalámico se manifiesta en el lado contrario a la lesión y puede extenderse a toda la mitad del cuerpo situada por debajo de la misma. Las afecciones de la médula como el síndrome de Brown-Sequard (hemisección de la médula) provocan una hipersensibilidad del lado de la lesión y una desaparición del dolor cutáneo del lado opuesto a la sección.

Los tumores de la médula espinal, los accidentes vasculares, las conmociones medulares, la siringomielia y la esclerosis en placas suelen ser el origen de dolores importantes. Las exploraciones neurológicas especializadas, como los potenciales evocados somestésicos, permiten afirmar estos diagnósticos al mostrar un retraso en la conducción del impulso nervioso sensitivo en el nivel central.

Si la lesión se sitúa en los propios centros del dolor, en el tálamo se produce un síndrome doloroso, sin duda el más intenso que se conoce, el *síndrome talámico*, del que se puede afirmar que es el prototipo de los dolores centrales; el dolor talámico es el «dolor patrón». El enfermo se queja de dolores atroces, difusos, de tipo mal definido, de quemaduras localizadas en la parte opuesta del cuerpo. Dolores acompañados de malestar intenso y de angustia profunda. La más mínima estimulación del lado enfermo exacerba los dolores, que se extienden como una ola. Todo tipo de estimulación se interpreta como dolor, todas las percepciones se integran en él, incluso la música agrava el sufrimiento. El tálamo enfermo es hipersensible y reacciona con dolor a toda estimulación que normalmente le llega. Es probable que la lesión tenga como consecuencia liberar al tálamo de las influencias inhibidoras provenientes de la corteza cerebral consciente o que esta lesión suprima el papel de filtro del tálamo, permitiendo de este modo que todos los mensajes lleguen de forma brutal a la corteza, que los interpreta como dolor. La etiología del síndrome talámico corresponde habitualmente a un problema vascular localizado que ha perturbado la nutrición de estos núcleos y provocado su lesión; más raramente, se llega a descubrir un origen tumoral.

Sería lógico pensar que existen importantes modificaciones del dolor en las lesiones de la corteza cerebral, pues las sensaciones, y, entre ellas, las dolorosas, dependen de la llegada de los mensajes a la corteza. Ahora bien, esto no es así: las lesiones corticales suelen ser indoloras. Un tumor cerebral, por ejemplo, sólo deviene doloroso cuando hay compresión de las estructuras vecinas. El cerebro, como las demás vísceras, es insensible.

La corteza cerebral tiene un papel particular en la patología del dolor. Se trata de perturbaciones funcionales que engendran las manifestaciones psiquiátricas del dolor, es decir, las alucinaciones dolorosas. En un sujeto normal, el funcionamiento del cerebro puede frenar o, por el contrario, aumentar las manifestaciones del dolor, y la patología se limita a extender las variaciones individuales de la sensibilidad al dolor. Estos problemas se tratarán al hablar de los dolores «psíquicos».

Las enfermedades musculares primarias (miositis, miopatías, miotonías), es decir, las afecciones difusas que afectan en primer lugar a las fibras musculares sin dañar su inervación, al igual que la miastenia, problema de transmisión del impulso nervioso en la placa motriz (entre el nervio y el músculo), constituyen un importante contingente de síndromes dolorosos difusos y crónicos. Estas enfermedades se suelen incluir en el marco de las afecciones neurológicas.

Se observa normalmente que un músculo puede ser doloroso; los calambres y las agujetas son muy conocidos del público y corresponden a falta de relajación muscular. Esta falta de relajación, estas contracturas, suelen ser causadas por esfuerzos musculares violentos o prolongados; el músculo que trabaja mucho, o durante largo tiempo, se intoxica porque la renovación del oxígeno y las sustancias nutritivas de sus células se hace mal. Además, la contracción muscular (fenómeno bioquímico complejo en el que intervienen entre otros el sodio y el potasio) puede ser perturbada o convertirse en dolorosa por un desequilibrio iónico: una disminución de la tasa de potasio por diarrea crónica y una disminución de la tasa de sodio por hipersudoración durante el esfuerzo producen calambres.

Estos dolores musculares sin importancia tienen origen diverso, y en su mayor parte no son graves, pero a veces constituyen un síntoma de enfermedad neurológica o muscular, por lo que su persistencia anormal requiere un chequeo médico profundo.

Las mialgias (dolores musculares) de las enfermedades

musculares primarias suelen in acompañadas de una atrofia de los músculos (amiotrofia). Los enfermos, además de sus dolores, padecen impotencia unida a la falta de fuerza muscular.

Los exámenes complementarios especializados —electromiografía (registro de la actividad eléctrica de los músculos), dosis de enzimas musculares y biopsia (examen de un fragmento de músculo en el microscopio)— permiten establecer un diagnóstico de enfermedad muscular primaria y precisar el tipo y el diagnóstico.

Se distinguen de este modo:

— las *miopatías*, que son distrofias musculares progresivas, normalmente familiares y hereditarias, en las que predomina la lesión muscular en la raíz de los miembros y el tronco o en las cinturas escapulares y pelvianas;

— las *miotonías*, en las que los músculos no pueden relajarse por estar atrofiados (enfermedad de Steinert) o, por el contrario, hipertrofiados (enfermedad de Thomsen).

Las polimiositis, en cambio, de origen inflamatorio son atrofias dolorosas de los músculos. La lesión es bilateral y simétrica y predomina en la raíz de los miembros. Los dolores son espontáneos, se producen por presión y movimiento de la masa muscular. Las lesiones miosíticas se encuentran asimismo presentes en las dermatomiositis (inflamación combinada de la piel y los músculos), las afecciones tóxicas (toma de corticoides fluorados durante largo tiempo, toma de quinina), endocrinas (hipertiroidismo) y metabólicas (glucogenosis). Todas estas afecciones, de diagnóstico generalmente difícil, van acompañadas de dolores musculares difusos.

La miastenia es una enfermedad particular que se caracteriza por un agotamiento rápido y progresivo de la fuerza muscular en el curso de un esfuerzo repetido o mantenido. La fatiga muscular va acompañada de dolores. La afección suele comenzar en los ojos con una caída unilateral, o bilateral, del párpado superior (ptosis), acompañada o seguida de problemas de fonación, masticación y deglución. La afección de los miembros interfiere en los desplazamientos y especialmente en la subida de las escaleras. La afección de los músculos intercostales y diafragmáticos puede, en los casos graves, conducir a ataques de asfixia que ponen en peligro el pronóstico vital.

— Los *dolores de cabeza* y las *migrañas* constituyen un amplio tema por sí mismas; su pertenencia a los dolores nerviosos es discutible desde un punto de vista teórico. Su localización y la costumbre médica justifican su lugar en este capítulo.

Aunque la migraña forma parte de los dolores de cabeza, todos los dolores de cabeza no son, ni mucho menos, migrañas. Hay una confusión de lenguaje frecuente en el público, y a veces mantenida por los médicos, con frecuencia perjudicial para el diagnóstico y tratamiento.

Los dolores de cabeza o cefaleas, muy frecuentes, son de origen muy variado, y tienen manifestaciones y localizaciones diversas. Pueden situarse en la nuca, en la cara, en casco sobre la cabeza, detrás de la nuca, en un punto preciso de la bóveda craneana, en las sienes, etc. Sobrevienen de forma variable, con horario fluctuante; se suelen inscribir en una historia personal de dolores de cabeza crónicos.

Las causas de las cefaleas suelen ser poco importantes y sin gravedad, pero a veces difíciles de descubrir. Uno de los aspectos de la labor de los médicos del dolor consiste en hacerlo.

Todo dolor de cabeza debe analizarse por su localización (cara o cráneo), horario (hora concreta, día, noche), frecuencia (todos los días, todos los meses...) y ritmo estacional. Es importante observar los factores desencadenantes (fatiga, emociones, esfuerzos visuales, falta de sueño, ciertos alimentos) y las señales de acompañamiento (imagen visual borrosa, trastornos digestivos, náuseas, etc.).

Entre las causas más frecuentes, la artrosis del cuello provoca dolores en la base del cráneo que pueden irradiar en forma de casco a la cabeza. Sin que haya artrosis, la tensión muscular de la nuca en sujetos ansiosos suele ser igualmente responsable. Además, ya me he referido a la neuralgia de Arnold.

Los dolores anteriores y los dolores de la cara pueden provenir de una sinusitis aguda o crónica o de un problema de visión. Un dolor agudo y brutal en un solo ojo, acompañado de enrojecimiento, imágenes borrosas, disminución de la agudeza visual y aumento del tamaño de la pupila debe hacer pensar inmediatamente en un glaucoma agudo, producido por hipertensión intraocular, una auténtica urgencia médica.

El dolor de muelas es, desde luego, reconocible por su situación y de diagnóstico evidente, pero la mala oclusión dental y sobre todo los problemas de funcionamiento de la articulación temporomaxilar representan una causa frecuente de dolor de cabeza, dolores difusos y tensiones musculares dolorosas que los dentistas conocen bien.

El dolor de cabeza que sobreviene de noche, despertando a veces al enfermo, sordo y lancinante, acompañado a veces de náuseas, vértigo, zumbidos en los oídos y fatiga, suele revelar una hipertensión arterial que necesita tratamiento médico apropiado.

Aunque ya me he referido a la neuralgia facial, el algia vascular de la cara, en cambio, constituye una afección distinta, brutal, en la que el dolor siempre unilateral, a veces intolerable, tipo quemazón y trituración, alcanza su punto máximo en pocos minutos y dura de varios minutos a varias horas. Suele afectar más a los hombres que a las mujeres; los episodios de dolor cotidiano pueden durar varios días antes de calmarse durante varios meses. Es un dolor vascular como testimonian los signos de acompañamiento: ojos enrojecidos, flujo nasal, sudor y enrojecimiento de la cara.

La arteritis temporal se manifiesta en dolores de cabeza violentos y brutales en un solo lado de la cabeza, tipo quemadura pulsátil, acompañados de náuseas, vómitos y malestar general. Se palpa en la sien el endurecimiento de la arteria temporal, que está caliente y duele. También en este caso se trata de una verdadera urgencia médica.

Es evidente que el aspecto que más miedo y angustia causa a los enfermos que sufren dolores de cabeza nace de la posible existencia de un tumor cerebral. En realidad, sólo del 3 al 5 % de los tumores cerebrales se manifiestan a través de dolores de cabeza, por lo que éstos suelen ser síntomas sin importancia.

Las características clínicas de las cefaleas originadas por tumores cerebrales son de todos modos recientes (que sobrevienen a un paciente que normalmente no ha tenido dolores de cabeza), persistentes, permanentes, siempre en el mismo sitio y que se agravan. De una violencia máxima durante la segunda parte de la noche, se acentúan con el esfuerzo y la tos, suelen ir acompañadas de trastornos menores de la conciencia (obnubilación). La obsesión con un tumor, que, repito, suele ser injustificada, conduce a la realización, incluso a la repetición de exploraciones complementarias complejas y costosas (electroencefalografía, fondo de ojo, escáner...) que tratan de tranquilizar al enfermo, calmar su angustia y también ¡cubrir las espaldas del médico!

Aunque estos exámenes se imponen ante una cefalea reciente de características clínicas alarmantes, es evidente que son inútiles en un sujeto que padece dolores de cabeza desde hace más de diez años.

— La *migraña* es una calamidad que se conoce desde hace milenios, que Galeno, médico griego de principios de nuestra era, denominó «hemicrania» (dolor en mitad del cráneo). Esta afección —que ha hecho correr ríos de tinta— ha sido considerada desde hace tiempo como una enfermedad que no se sabía tratar y, por tanto, de la que no se conocía casi nada. Además, se ha considerado como una de las afecciones «psicosomáticas», no incapacitadoras, poco serias, que justificaban que los médicos no se interesasen mucho por este tipo de enfermos.

Las concepciones modernas consideran la migraña como un trastorno fisiológico perfectamente descrito y cada vez mejor conocido. Es una afección vascular que afecta a la arteria carótida en sus ramificaciones craneanas y faciales, en las que provoca una verdadera «tormenta vascular». No obstante, y aquí reside la ambigüedad del tema, este trastorno fisiológico está relacionado con la personalidad y el modo de vida del paciente, incluso con su herencia genética. Esta ambigüedad de relación entre dolor y personalidad se encuentra de hecho en el centro de todos los síndromes dolorosos, pero sabemos desde hace poco tiempo que hay que tenerla en cuenta como parte integrante del proceso terapéutico. Asimismo, como señala William Goody, la migraña, por su carácter totalmente regresivo, por la completa desaparición de todos los síntomas cuando el ataque ha pasado, representa para la persona una experiencia fisiológica total. El enfermo vive desde su interior la desintegración progresiva del funcionamiento normal de su personalidad. El médico observa, y el enfermo vive una experiencia en la que se reúnen diplopía, vértigo, hemiplejía, vómitos y problemas de comportamiento; una experiencia total, que desaparece por completo, similar a la de un ataque cerebral o un tumor en el cerebro sin el desastre de la invalidez permanente.

Un ataque de migraña sigue siempre un proceso que los enfermos aquejados conocen bien. En una primera fase (fase constrictiva) anunciadora se produce angustia, sensación de tener la cabeza vacía, problemas de la vista (manchas luminosas, puntos brillantes, a veces alucinaciones visuales), náuseas y vómitos. Esta primera fase se desencadena por diversas causas: hormonales (durante la regla), alimenticias (queso, vino tinto, chocolate), alérgicas o psicológicas, y se traduce en el plano neurohormonal en el aumento masivo de la tasa de serotonina en la sangre. La serotonina se elimina con rapidez, lo cual supone una reacción vascular intensa en el nivel de la arteria carótida interna, que disminuye de diámetro (constricción), y, a causa de ello, perturba la vascularización del cerebro, provocando de este modo las señales anunciadoras.

La segunda fase corresponde a la reacción del cerebro a esta disminución del aporte sanguíneo. El cerebro reacciona con una dilatación brutal de sus vasos que hace desaparecer las señales anunciadoras, pero causa el dolor de la migraña en su fase aguda.

Es un dolor intenso, pulsátil, situado en un lado del cráneo, que aumenta con la luz y el ruido, y obliga al enfermo a buscar tranquilidad, a meterse en la cama en una habitación a oscuras. El dolor va acompañado de vómitos, de una gran sensación de malestar físico y psicológico y de una incapacidad o de dificultades intelectuales.

El ataque desaparece espontáneamente tras varias horas, dejando al enfermo exhausto. Con frecuencia, estos ataques se repiten durante varios días en los períodos de acceso migrañoso.

A veces, las repercusiones en el estado físico del enfermo son importantes a causa de los vómitos y la deshidratación. Las repercusiones sobre el estado psicológico están siempre en primer plano: ansiedad por la vuelta de los ataques, postración y depresión.

Esta descripción de los mecanismos vasculares de la migraña está admitida por la mayor parte de los autores, aunque no hay unanimidad, y no explica, en concreto, por qué el dolor migrañoso es estrictamente unilateral, por qué las modificaciones neurohormonales del medio ambiente, por definición, generales, conllevan una reacción vascular de un solo lado. Por esta razón, otros trabajos sugieren un origen neurógeno; las sustancias dolorígenas estarían producidas por estimulación de las fibras nerviosas, que desencadenarían a su vez los fenómenos vasomotores y bioquímicos.

De todos modos, la migraña representa un verdadero laboratorio *in vivo* para probar las distintas estrategias terapéuticas empleadas en la lucha contra el dolor. Veremos que los tratamientos recurren a casi todo el arsenal de productos alopáticos, a sustancias naturales y homeopáticas, a técnicas físicas y de conducta y a normas de higiene de vida y de régimen que se pueden proponer ante los estados dolorosos crónicos.

Antes de cerrar este capítulo consagrado a los dolores nerviosos, hay que mencionar, paradójicamente, a los que no sufren, a quienes ni siquiera saben lo que significa «doler»; se trata de la *insensibilidad congénita al dolor.*

La insensibilidad y la indiferencia al dolor son muy raras (se ha informado de un centenar de casos desde la primera descripción de Dearbon en 1932), pero existen de modo indiscutible y plantean problemas teóricos apasionantes.

Desde su más tierna edad, estos sujetos no han experimentado o presentado jamás manifestaciones dolorosas, sean cuales sean las lesiones sufridas: fracturas, flemones, heridas o intervenciones quirúrgicas. Los sujetos no disponen de timbre de alarma, de ahí que su integridad corporal corra peligro. Como son conscientes, tienen que construir un sistema personal de protección.

En realidad, hay dos tipos de sujetos distintos:

Los *sujetos insensibles al dolor* presentan al examen microscópico una ausencia o una rarefacción de fibras delgadas libres (terminaciones del dolor de las que ya he hablado más arriba). Se comprende fácilmente que por ausencia de percepción haya insensibilidad al dolor.

Los *sujetos indiferentes al dolor*, en cambio, carecen de anormalidades microscópicas en el plano de las formaciones nerviosas. Cabe pensar que, en estos casos, las «puertas» están cerradas al impulso doloroso. Por ejemplo, la inyección de un antagonista de la morfina (naxolona) supone una disminución considerable del umbral del dolor en estos enfermos. ¡Durante diez minutos sufren como todo el mundo! Estos sujetos poseen efectivamente un dispositivo de control del dolor en el nivel central. Este control existe, puesto que se puede suprimir de forma transitoria. La existencia de un control semejante podría explicar las circunstancias emocionales en las que, en un sujeto normal, el dolor no se percibe.

Obtener, a voluntad, la puesta en marcha de un mecanismo de bloqueo en un enfermo que sufre representaría la mayor victoria médica sobre el dolor.

Los dolores reumáticos

Las enfermedades reumáticas son responsables de un gran número de estados dolorosos crónicos, con frecuencia incapacitadores, siempre penosos. Verdaderas enfermedades de civilización, afectan a las personas sobre todo después de los cuarenta, aunque no son excepcionales en los sujetos jóvenes. En la mente de los enfermos, el reumatólogo es el especialista de los dolores, del envejecimiento del aparato locomotor y de la impotencia. El término de «paciente» corresponde en estos enfermos a una verdad etimológica: es un ser que sufre, se siente envejecer, tiene miedo de no poder volver a desplazarse y de verse confinado en una silla de ruedas. El reumático es, de entrada, un enfermo crónico; aunque crea en un posible alivio, es escéptico con respecto a la curación.

Las enfermedades reumáticas constituyen una plaga social, definida como tal por la Organización Mundial de la Salud. Sabemos, concretamente, que un tercio de los franceses se quejan de reumatismo. Representa en importancia la segunda causa de consulta médica, después de las enfermedades cardiovasculares. El sujeto consulta, en primer lugar, porque sufre. Los dolores lumbares, por ejemplo, son responsables de la pérdida de casi veinte millones de jornadas laborales al año. En cuanto al coste social de las afecciones reumáticas, nunca se ha calculado con precisión, pero algunas de las cifras que se avanzan producen vértigo (¡muchos centenares de miles de francos!).

Las afecciones reumáticas forman una gran familia que se cree que está unida y que constituye un reumatismo global, cuando, en realidad, es una familia muy diseminada que encubre realidades patológicas distintas. Para estudiar los problemas del dolor en reumatología, las distinciones clásicas entre seis tipos de síndromes reumáticos (reumatismo inflamatorio, reumatismo degenerativo, reumatismo infeccioso, enfermedades de los ligamentos y tendones, inflamaciones microcristalinas y enfermedades diversas de los tejidos flexibles) parecen poco operativos. Y, puesto que el dolor constituye el síntoma principal, y el reumatismo se percibe ante todo como una afección dolorosa, me parece preferible clasificarlo en cuatro grandes grupos, según la importancia y el tipo de molestia funcional:

El primer grupo, el más importante, está compuesto de afecciones en las que sólo interviene una función locomotriz, circunscrita o segmentaria. Son afecciones reumáticas degenerativas, articulares o de los tejidos periarticulares. En este grupo dominan las artrosis.

El segundo grupo comprende numerosas afecciones reumáticas inflamatorias situadas en el sistema locomotor, pero en ellas interviene la autonomía mecánica del sujeto (poliartritis reumática, espondilartritis anquilosante).

El tercer grupo comprende grandes enfermedades generales (conectivopatías) relacionadas con enfermedades reumáticas inflamatorias, que se inscriben en el marco de una medicina hospitalaria costosa.

El cuarto grupo se reduce a los gotosos, que tienen un perfil psicológico muy particular.

Voy a referirme asimismo a los dolores óseos en el sentido estricto del término. No se trata de afecciones reumáticas, puesto que en principio las articulaciones están indemnes, sino de síndromes dolorosos localizados o difusos que suelen examinar los reumatólogos, sobre todo si devienen crónicos.

I. La afección reumática de una función locomotriz aislada provoca dolores localizados bastante sencillos de diagnosticar y tratar. Dichos dolores pueden, desde luego, hacerse crónicos, pero los trastornos que suponen suelen ser moderados y soportables, si no curables. Casi las dos terceras partes de las enfermedades reumáticas van unidas a degeneración de las articulaciones o a lesiones de estructuras periarticulares; atacan a las articulaciones de los miembros y las vértebras, los tendones y ligamentos.

Recuerdo brevemente que una articulación, medio de unión entre dos extremidades óseas, consta de: el *cartílago*: sustancia lisa, rígida y elástica que desempeña el papel de amortiguador, tapiza las extremidades óseas y las permite deslizarse una sobre otra; la *cápsula*: vaina fibrosa que sujeta las extremidades óseas impidiéndolas dislocarse; los *ligamentos*, que refuerzan la cápsula; la *sinovial*: membrana que tapiza la cápsula sin recubrir nunca el cartílago; es el órgano sensible de la articulación que segrega el líquido sinovial, que desempeña al mismo tiempo una función alimenticia y lubrificante de la articulación. Algunas articulaciones (rodilla) poseen almohadillas suplementarias (meniscos). Su solidez se halla reforzada por los músculos y tendones fijados en torno a ellas. Tenemos, por tanto, distintos actores que entran en escena, de uno en uno o en grupo, en la creación de un dolor reumático.

La degeneración, el desgaste y el envejecimiento del cartílago son los primeros responsables de la artrosis. Las lesiones son irreversibles, pues el cartílago no puede repararse espontáneamente. El desgaste normal del cartílago se relaciona con la edad, pero hay causas favorecedoras (traumatismos brutales, choques mínimos repetidos, ciertos deportes como la equitación o el paracaidismo) y sobre todo causas agravantes: la obesidad, que obliga a ejercer una presión desmesurada sobre ciertas articulaciones, y la insuficiencia de desarrollo muscular, que no permite a las articulaciones funcionar de modo equilibrado y armonioso.

Las principales manifestaciones articulares de la artrosis son:

— La *coxartrosis* (artrosis de la cadera), la más grave de las enfermedades reumáticas degenerativas de los miembros, que afecta tanto al hombre como a la mujer. Los dolores comienzan en la ingle, el muslo y las nalgas. No se manifiestan en reposo, pero aparecen durante ciertos movimientos (subir las escaleras, ponerse en movimiento después de estar sentado durante mucho rato). Los primeros pasos de la mañana se viven como un «desenmohecimiento»; la articulación que está agarrotada debe en primer lugar calentarse antes de poder emplearse, bien o mal. Hay que observar aquí el interés que tienen las coxartrosis que comienzan por un dolor aislado de la rodilla. Aunque los médicos conocen bien este hecho, suele suceder que los pacientes sufren durante meses o años de dolores en la rodilla, a pesar de los tratamientos, hasta que se establece el diagnóstico exacto de lesión de la cadera.

La evolución de una coxartrosis, su agravamiento hasta la invalidez deberían ser excepcionales, pues los tratamientos médicos, las normas de higiene y dietética vitales, la reeducación bien llevada, la talasoterapia y sobre todo los progresos recientes de la cirugía de la cadera (osteotomía, prótesis total) restituyen a los enfermos, en la inmensa mayoría de los casos, un bienestar funcional completamente satisfactorio.

— La *gonartrosis* (artrosis de la rodilla) unilateral o bilateral es más frecuente en las mujeres. El dolor sobreviene al bajar las escaleras, después al andar —al comenzar— y al cambiar de postura. Es raro observar bloqueos o una impresión de debilidad. El enfermo no sufre en reposo. El exceso de peso favorece la gonartrosis, al igual que la mala circulación venosa, y sobre todo el genu valgum (desviación del eje de la pierna hacia fuera, denominado «pierna patizamba») o el genu varum (deformación simétrica de las rodillas). La artrosis patelofemoral (entre el fémur y la rótula) puede acompañar o preceder a la gonartrosis propiamente dicha. También en este caso numerosas técnicas médicas, que van de los antálgicos a la prótesis total (sustitución de la articulación enferma por una mecánica en polietileno), pasando por la recuperación de un peso normal, permiten reducir los dolores a un nivel aceptable y conservar una movilidad casi normal a sujetos a quienes se había augurado una silla de ruedas.

— La *artrosis vertebral* afecta a las articulaciones de la columna vertebral (discos invertebrados, pequeñas articulaciones posteriores), en el nivel superior (artrosis cervical), medio (artrosis dorsal) o inferior (artrosis lumbar).

— La *artrosis cervical*, extremadamente frecuente después de los cuarenta años, conlleva dolores en la nuca. El cuello es un segmento frágil y al mismo tiempo muy móvil, que puede adoptar con frecuencia malas posturas (al dormir, trabajar, hacer punto, ver la televisión) y verse sometido a numerosos traumatismos, como el famoso «golpe de conejo» de los accidentes de tráfico.

La artrosis cervical provoca dolores en la nuca y pesadez, pero, sobre todo, sensaciones de vértigo, cefaleas y neuralgias cervicobraquiales de las que ya he hablado.

La tortícolis aguda es un caso particular; un dolor violento de la nuca hace imposible todo movimiento y bloquea la cabeza del lado opuesto al dolor. Sobreviene tras un esfuerzo, un movimiento en falso, una exposición al frío o una mala postura mantenida durante largo tiempo.

— La *artrosis dorsal*, sobre todo si es aislada, suele ser poco notable; hay que buscar la causa de los dolores dorsales persistentes en una afección distinta a una artrosis sin importancia.

— La *artrosis lumbar:* los dolores reumáticos de la región lumbar manifiestan con más frecuencia el sufrimiento de pequeñas articulaciones posteriores de las vértebras que el de los discos invertebrados. Se presenta en forma de dolores crónicos en la parte inferior de la espalda o de dolores agudos (lumbago agudo), acompañados o no, como ya hemos visto, de una irritación nerviosa radicular (ciática). Las reglas de tratamiento de las artrosis vertebrales son las mismas que las de otras localizaciones artrósicas, con la diferencia de que las indicaciones operatorias son, y deben ser, excepcionales.

No hay que olvidar sobre todo que la columna vertebral es uno de los lugares privilegiados donde los dolores experimentados por el paciente se interrelacionan con las vivencias del mismo. Un conflicto moral o afectivo que no se puede resolver se expresa en el plano del dolor corporal y en concreto del dolor vertebral. Aunque hay una participación afectiva en los dolores vertebrales, no es menos cierto que también en este caso una lesión orgánica causal sirve de «espina irritante» y desencadena el proceso. Las radiografías del raquis pueden además encontrarse en los límites de lo normal, pues una auténtica artrosis cervical en sus comienzos, por ejemplo, tiene escasa traducción radiológica. Las modificaciones vertebrales, los «picos de loro» bien conocidos, son el testimonio y no la causa de la artrosis. Los picos de loro más voluminosos suelen ser los menos dolorosos. Volvemos a encontrar aquí el problema constante de la macrolesión, de la imagen en medicina. Un médico muestra al enfermo un soberbio osteófito[2], diciéndole: «Esto es lo que le hace sufrir», cuando la causa de los dolores puede ser distinta. Un médico que no vea una lesión radiológica evidente tenderá a hablar de dolores «imaginarios» o sin relación con la discreción de las señales radiológicas; no obstante, auténticos síndromes muy dolorosos coexisten con radiografías normales.

La artrosis de las articulaciones pequeñas se traduce en situaciones dolorosas a veces penosas, pero no plantean a largo plazo un problema de invalidez.

— La *rizartrosis* (artrosis de la base del pulgar) se ve favorecida por los traumatismos y provoca un dolor permanente que puede interferir en todos los movimientos normales.

---

[2] Término médico que significa «pico de loro».

— La *artrosis del tobillo* sobreviene sobre todo después de una fractura o traumatismo de dicha articulación, lo mismo que la *artrosis de la muñeca*. La *artrosis del hombro* es excepcional; sin embargo, las lesiones periarticulares del hombro son frecuentes.

— La *artrosis de los dedos* provoca un prejuicio fundamentalmente estético con la aparición de deformaciones denominadas «nudosidades de Heberden», cuando se sitúan en la última falange, y «nudosidades de Bouchard», cuando se hallan en la primera. Las deformaciones se producen sobre todo en las mujeres a partir de la menopausia, y su aparición se halla precedida de un dolor moderado durante varias semanas o meses. La herencia desempeña un papel en estas deformaciones que suelen transmitirse de madre a hija. La artrosis de los dedos es objeto de un tratamiento con frecuencia decepcionante, pero, ante la importancia que asumen las manos en la comunicación, es legítimo intervenir quirúrgicamente las nudosidades de Heberden si el paciente experimenta el prejuicio estético de forma dolorosa.

— Las *artrosis del pie y de los dedos del pie* se traducen en dolores al andar (*dedos rígidos*) o en deformaciones (*hallux valgus*). Las deformaciones en sí mismas no son dolorosas, sino las bolsas serosas que se forman a su alrededor.

Las estructuras periarticulares (tendones, ligamentos, etc.) se traducen en cuadros dolorosos, a veces crónicos, muy concretos:

Entre los más frecuentes se encuentran: las *periartritis escapulohumorales*, provocadas por la inflamación de uno de los tendones que cubren la articulación por delante y por arriba (tendón del bíceps, tendón del supraspinoso). El dolor, generalmente moderado, sobreviene a ciertos movimientos (al peinarse, abrocharse el sujetador, meter un objeto en el bolsillo posterior del pantalón, etc.) que provocan una rotación del hombro. El enfermo puede despertarse de noche debido a posturas incómodas del brazo. Las periartritis son habitualmente de evolución favorable si se evita «forzar» el hombro y se sigue un tratamiento médico sencillo.

— Las *periartritis agudas* presentan un cuadro distinto en el que los dolores se producen por el desplazamiento de una calcificación tendinosa por el espacio articular. Estas algias, extremadamente violentas, impiden todo movimiento del brazo y el hombro, y suponen una o dos noches en blanco.

La aplicación de hielo es útil mientras se espera un tratamiento médico activo y enérgico.

— La *periartritis retráctil* (hombro bloqueado u hombro helado) se debe a una retracción de la cápsula articular. El dolor sobreviene de forma solapada, los movimientos del brazo se limitan progresivamente, hasta que, después de unos tres meses, el hombro está completamente rígido, pero los dolores han desaparecido. Esta afección espectacular tiene numerosas causas: toma prolongada de ciertos medicamentos (gardenal), diabetes, complicación de un infarto, de una hemiplejía o de una operación de pulmón. Algunas están relacionadas con un terreno psicológico particular (sujetos ansiosos). De todos modos, un hombro bloqueado siempre se cura espontáneamente, pero tarda mucho (de seis meses a dos años); los tratamientos médicos, indispensables durante el período doloroso, aceleran la recuperación de la movilidad.

— El *síndrome de Parsonnage y Turner* es otra afección aguda dolorosa del hombro, de evolución generalmente larga. Suele reconocérsele un origen vírico. Esta enfermedad se sitúa en los límites de la reumatología y la neurología, pues siempre hay una atrofia muscular importante de los músculos del hombro, cuya movilidad pasiva (provocada por el examinador) se mantiene, no obstante, normal. Los dolores son intensos, sobre todo al principio, con hormigueos, sensación de pesadez y de calor, y una amiotrofia que afecta a los músculos subespinoso y deltoides, y a veces al bíceps, se instala rápidamente. El hombro se inmoviliza por el dolor y la afección muscular. También en este caso la recuperación es total, pero suele exigir de uno a dos años.

— La *epicondilitis (tennis elbow)* y la *epitrocleítis (golf elbow)* son dolores actualmente familiares que se sitúan en la parte externa (epicondilitis) o interna (epitrocleítis) del codo.

Los deportes no son los únicos causantes de estas afecciones; numerosas situaciones profesionales (mecanógrafa, pintor de brocha gorda, etc.) pueden favorecerlas. El dolor, muy agudo, impide sostener un objeto, dar la mano o girar la llave en la cerradura. Está provocado por la inflamación de los tendones de los músculos del antebrazo en los puntos de inserción con el codo. Algunas epicondilitis son resistentes a todo tratamiento y evolucionan durante meses o años; el enfermo va de reumatólogo en curandero hasta la intervención quirúrgica, que suele dar resultados mediocres.

— Los *higromas* del codo, bolsas de líquido que aparecen en la parte posterior de la articulación, pueden ser dolorosos o indoloros, igual que los *quistes sinoviales de la muñeca.*

— La *enfermedad de Dupuytren*, retracción indolora de la aponeurosis palmar, deforma la mano de modo progresivo hasta convertirla en una auténtica garra muy molesta, aunque no dolorosa. La intervención quirúrgica, delicada, debe practicarse lo suficientemente pronto como para que las retracciones no sean irreversibles.

— Las *tendinitis del tendón de Aquiles*, frecuentes en los deportistas, pueden conducir a una rotura que debe ser reparada quirúrgicamente.

Se pueden describir muchas otras *tendinitis*, pero hay que saber sobre todo que algunos sujetos, en concreto los espasmófilos, tienen una tendencia a sufrir tendinitis numerosas, repetidas y de localización variable, por esfuerzos moderados. Los tratamientos locales, en el caso de estos pacientes, deben siempre ir unidos a un tratamiento o a un reequilibrio del terreno.

II. Las afecciones reumáticas inflamatorias difusas del sistema locomotor ponen realmente en peligro la autonomía mecánica de los enfermos, tanto por la importancia de los dolores y el número de articulaciones afectadas como por la evolución con frecuencia grave de estas afecciones.

Las enfermedades reumáticas inflamatorias (artritis, poliartritis) se oponen a las degenerativas (artrosis, tendinitis). No se relacionan con el desgaste de la articulación, sino con una inflamación de la misma. En el caso de las afecciones reumáticas inflamatorias, la inflamación, en principio un mecanismo de defensa contra una agresión, sobrepasa su objetivo y sus efectos se vuelven nefastos. Cito a título de información, entre los agentes agresores responsables de la inflamación, los virus o microbios, en las artritis infecciosas (afecciones reumáticas articulares agudas, tuberculosis, etc.). Pero el agente agresor que suele ser el causante es el «factor reumatoide» presente en la sangre de estos enfermos. Se trata de un complejo antígeno-anticuerpo propio del sujeto, aún no del todo conocido, que se comporta como factor desencadenante de la inflamación. Este agente agresor se mantiene a sí mismo y mantiene la inflamación, cuyos efectos sustentan, a su vez, la producción del complejo antígeno-anticuerpo. Éste es otro ejemplo del círculo vicioso que se suele encontrar en patología.

— La *poliartritis reumática* es una enfermedad deformadora, una verdadera plaga que afecta más a las mujeres que a los hombres (cuatro a uno) y que aparece a partir de los 35 años. Esta enfermedad también tiene lugar, muy raramente por fortuna, en la infancia.

Los dolores de la poliartritis reumática son temibles y pueden aparecer de diversas formas, afectando brutalmente a varias articulaciones al mismo tiempo o, por el contrario, a una sola. Van acompañadas habitualmente de una alteración del estado general (pérdida de peso, fatiga, fiebre). El comienzo puede ser insidioso: duelen las manos, los pies y las muñecas, se reduce su movilidad y comienzan a inflamarse. El dolor va acompañado siempre por la mañana de una rigidez característica, que puede conducir a períodos de desentumecimiento desesperantes de más de una hora.

En el transcurso de la evolución, casi todas las articulaciones son atacadas, duelen, se inflaman y deforman. La movilidad del enfermo se ve cada vez más limitada, no solamente el caminar, sino también los gestos más cotidianos, como llevarse la comida a la boca. No voy a detallar los elementos del diagnóstico médico (clínico, biológico, radiológico), muy característicos, pero insisto en los problemas prácticos que plantea esta afección a los médicos, y en particular a los médicos del dolor.

La poliartritis reumática es el tipo de afección crónica de larga duración en la que el elemento dolor requiere que se recurra de forma muy dosificada, progresiva y prudente a todas las técnicas antálgicas en función del estado de evolución de la enfermedad. Se ponen en práctica los tratamientos antiinflamatorios más potentes, de efectos secundarios con frecuencia preocupantes, los antálgicos más eficaces y las técnicas quirúrgicas más complejas y a veces desesperadas. Son indispensables, sobre todo, una verdadera colaboración del paciente en su tratamiento y una educación que desemboque en que el enfermo se haga cargo de éste, con la ayuda, los consejos y el refuerzo del médico.

El profesor Barnard, célebre cirujano de las afecciones cardiovasculares, atacado él mismo por una artritis polireumática, resume muy bien cuál debe ser la actitud de un sujeto deseoso de continuar llevando una vida activa y preocupado por no dejarse encerrar en la enfermedad. Ha empleado los medicamentos disponibles, analgésicos, antiinflamatorios, esteroides (cortisona) y no esteroides y antirreumáticos. Ha recurrido a las técnicas alternativas (acupuntura, homeopatía, metaloterapia) que calman los dolores, haciéndolos remitir, y controlan la enfermedad sin curarla. Por último, ha aceptado la realidad de su enfermedad, ha aprendido a estar atento a las señales emitidas por su cuerpo y a modificar su ritmo de vida y de trabajo para intentar acomodarse a la poliartritis y conseguirlo.

Se trata de una lucha feroz y continua, en la que la cirugía interviene si una articulación determinada resulta muy dañada y queda inutilizada (artroplastia de la cadera o reparación de una rotura tendinosa, por ejemplo).

— La *espondiloartritis anquilosante*, enfermedad más rara, afecta sobre todo a los hombres (ocho hombres por cada mujer) y aparece en los jóvenes de 18 a 20 años. Los dolores, al principio, pueden situarse en la parte inferior de los riñones, adoptando la forma de ciática o de neuralgias intercostales. La persistencia de los dolores en un sujeto joven, que sigue sufriendo sin razón aparente (ausencia de traumatismo, de agotamiento), debe hacer pensar en este diagnóstico. Se confirma fácilmente con radiografías de la pelvis que muestran la lesión característica de las *dos* articulaciones sacroilíacas (articulaciones entre el sacro y el hueso de la pelvis). La evolución de esta enfermedad hacia un estado álgico en el que las vértebras, los hombros y las caderas, soldadas sin piedad, inclinan el cuerpo hacia delante, sin posibilidad de levantar la cabeza, nunca debiera producirse. Los tratamientos modernos, notablemente eficaces para contener esta afección, hacen que esta invalidez histórica sea excepcional.

Otras enfermedades se inscriben en el marco de las afecciones reumáticas inflamatorias crónicas; citaré:

— el *reumatismo psoriásico*, que acompaña a determinadas lesiones de la piel;

— el *síndrome de Fiessinger-Leroy, Reiter*, en el que la inflamación de numerosas articulaciones se asocia a un derrame inflamatorio de la uretra que parece una enfermedad venérea (sin que haya microbio). Esta enfermedad reumática aparece normalmente después de una afección intestinal que se asemeja a una diarrea sin importancia, dura varios meses y suele desaparecer sin dejar rastro. En uno de cada seis casos, sin embargo, la evolución se produce hacia una espondilartritis anquilosante.

III. Otras enfermedades reumáticas desbordan el campo articular, se sumergen en las profundidades viscerales y amenazan la vida. Las grandes afecciones generales (conectivopatías), el *lupus eritematoso diseminado*, la *periarteritis nudosa*, la *esclerodermia* y las *dermatomiositis* pueden hacer que el enfermo tenga primero que guardar cama y luego muera. Estas afecciones tienen en común la degeneración del tejido conjuntivo, tejido de embalaje biológico que envuelve y sostiene los órganos. Los dolores articulares, que pueden ser importantes, hacen pensar al principio en una simple afección reumática inflamatoria. Por desgracia, pasan rápidamente a un segundo plano, por detrás del deterioro del estado general y de los diferentes órganos.

IV. El cuarto grupo de enfermedades reumáticas se reduce a inflamaciones microcristalinas (la cápsula articular es ocupada por cristales minúsculos de ácido úrico producidos por el paciente); es decir, a la *gota.*

Un ataque de gota clásico se sitúa en la base del dedo gordo del pie. Produce el dolor articular más atroz que quepa imaginar. El ataque, desencadenado por una alimentación incorrecta, una caminata demasiado larga, un choque, una intervención quirúrgica, la toma de ciertos medicamentos (diuréticos) o una emoción brutal, suele aparecer de noche. El dedo gordo, que duele intensamente, se hincha, se pone rojo, caliente y brillante. El mínimo roce hace gritar al paciente.

Antes de la aparición de los tratamientos modernos, los ataques de gota duraban de cinco a diez días e inmovilizaban al paciente en un sillón, convencido de que no había absolutamente nada más que hacer que sufrir y esperar. Esperar el final del ataque y temer el siguiente.

Los ataques de gota son más largos y frecuentes en los sujetos que se cuidan mal o no se cuidan. Otras articulaciones (tobillo, rodilla, hombro, etc.) son atacadas. El ácido úrico se deposita en forma de polvo blanco que constituye bolas a veces muy voluminosas (tofos) en el pabellón auditivo, los pies, los dedos y el tendón de Aquiles.

Se ha estudiado con frecuencia la personalidad de los gotosos. El 95 % de los enfermos son hombres, sociables, sibaritas, inclinados a la amistad y la cordialidad, pletóricos. La idea de justicia social suele ir unida a la gota, que se percibe como un castigo reservado a los ricos y bien acomodados. No obstante, hay un buen número de gotas «inmerecidas» en sujetos delgados, de hábitos de vida, si no austeros, al menos razonables. Es interesante observar a este respecto que el juicio afectivo de «inmerecido» se suele extender, en opinión de los enfermos, a todas las enfermedades. Los sujetos que siempre han sido sobrios y razonables, que no fuman ni beben, que hacen deporte, etc., se quejan de una suerte injusta cuando les ataca una afección grave.

Los tratamientos de la gota tienen como objetivo primordial aliviar el ataque agudo, y como segundo objetivo curarla. Se trata, en efecto, de una enfermedad en la que ciertos medicamentos que estimulan la eliminación renal del ácido úrico o impiden su formación curan realmente la enfermedad, en el sentido clínico del término. A condición, sin embargo, de que el tratamiento se siga de por vida, pues los ataques reaparecen si éste se abandona. Incluso los regímenes, en otro tiempo draconianos, impuestos a los gotosos pueden suavizarse. Los medicamentos son lo suficientemente potentes para permitir desvíos alimenticios y una comensalía apreciable, si no una vida de sibarita.

— Los *dolores óseos* ocupan un puesto particular en los límites de la reumatología y la traumatología. Pueden asimismo inscribirse en el cuadro de la patología cancerosa.

Los dolores óseos localizados de origen traumático (fracturas) tienen una causa evidente y no suelen dejar secuelas si el tratamiento ortopédico o quirúrgico está bien llevado.

Sin embargo, puesto que todo traumatismo debe considerarse bajo un doble aspecto, anatomicolocal y psicoemocional (proporcional al modo en que se vive), es comprensible que se den con frecuencia casos de dolores crónicos de origen traumático.

El aspecto anatómico concierne al cirujano; algunas reparaciones son imposibles, otras son inestables, otras hay que volver a hacerlas, etc.

El aspecto psicoemocional está condicionado por las circunstancias del traumatismo. El amor propio tiende a minimizar la gravedad de una fractura de un deporte de invierno o de una herida de guerra; por el contrario, se tiende a sobrestimar las consecuencias de una herida de la que es responsable un tercero. La personalidad del herido desprecia o exacerba sus dolores. El tratamiento propiamente dicho, la conducta del médico y el cirujano, su dinamismo y su optimismo o pesimismo intervienen por sugestión inconsciente. La elección de la estrategia terapéutica no es indiferente; el enfermo puede vivir mal un tratamiento ortopédico largo y limitatitvo, aunque dé mejores resultados a largo plazo, que un tratamiento quirúrgico brillante y rápido.

Si se presentan complicaciones después de una operación, el médico se arriesga a favorecer la instalación de un síndrome depresivo en el herido si cultiva en exceso sus problemas subjetivos. Paradójicamente, suele ser en los casos de lesiones muy importantes (paraplejías y tetraplejías postraumáticas) cuando el tono moral del herido es más elevado. Volveré a referirme a la falta de proporcionalidad entre la gravedad de un traumatismo y la importancia de los dolores y repercusiones psicológicas que provoca.

Los dolores de los tumores óseos primarios o secundarios son espantosos (osteócopos). Su tratamiento recurre a potentes antálgicos y a las normas generales de tratamiento del cáncer.

— La *osteoporosis* es una causa importante de dolores óseos difusos en los sujetos de edad, pero también en los adultos, puesto que suele aparecer en las mujeres menopáusicas.

La osteoporosis, rarefacción y fragilidad de los huesos por descalcificación, desmineralización, disminución del *pool* cálcico o pérdida de calcio a través de la orina, tiene múltiples orígenes. Las causas hormonales suelen estar en primer plano; un tratamiento sustitutivo de estrógenos en dosis bajas en una mujer menopáusica previene de forma muy eficaz la aparición de una osteoporosis, calma los dolores y la cura.

Más adelante volveré sobre los mecanismos de la desmineralización crónica de ciertos síndromes espasmófilos generadores de una osteoporosis precoz y de dolores profundos difusos y con frecuencia rebeldes.

Los dolores reumáticos y óseos presentan cuadros muy variados, que van de un malestar general a grandes dramas médicos de pronóstico vital grave, sin olvidar, en el caso de los gotosos, la existencia de situaciones clásicas que supusieron días de gloria para el teatro ligero.

En cualquier caso, la percepción personal del dolor por los enfermos se sitúa en primer plano. Más allá de las dificultades diagnósticas, de las incertidumbres técnicas y de las decisiones terapéuticas que hay que sopesar con cuidado, al médico se le impone la necesidad de acompañar al paciente, de explicarle lo que siente, de ayudarle a superar el sufrimiento y de enseñarle a percibir la dimensión subjetiva de sus dolores.

Los dolores vasculares

La organización de los circuitos del dolor vascular no difiere de los demás sistemas de percepción de la sensación dolorosa. En las paredes de los vasos sanguíneos y en el tejido perivascular hay receptores delgados de terminación libre dependientes de fibras de escaso diámetro, siendo la inervación de las arterias más rica que la de las venas. Estas vías del dolor siguen a las descritas anteriormente, bien de modo directo, o bien tomando el camino de la red simpática (vasos del tórax, del abdomen y de la pelvis menor). El dolor vascular está provocado por numerosos factores mecánicos (pinchazo, distensión, destrucción de las paredes, tracción) y químicos (sustancias irritantes o sustancias dolorígenas, como la serotonina o la histamina).

Ya hemos hablado de diversas variedades de dolores vasculares en el capítulo de los dolores viscerales (angina de pecho, por ejemplo) y en el dedicado a los dolores nerviosos (migrañas, arteritis temporal, algias vasculares de la cara), lo cual, aunque sea necesario un mínimo orden para la exposición, subraya el carácter generalmente artificial de toda clasificación de los dolores.

Hay causas mecánicas que provocan dolores vasculares

agudos. Una embolia es dolorosa porque un coágulo sanguíneo obstruye brutalmente un vaso, lo que hace que se distiendan de modo brusco sus paredes. Un aneurisma (dilatación o bolsa patológica de una arteria o vena) se manifiesta asimismo en razón de fenómenos de distensión. Un aneurisma disecador de la aorta se percibe a causa de la destrucción de la pared arterial por la sangre que se infiltra en sus distintas capas. Asimismo, las varices causan dolores crónicos debido a la distensión de las paredes venosas. Ciertos procesos patológicos intracraneales, como los hematomas subdurales crónicos, que se suelen observar en los sujetos de edad, días o semanas después de una caída o un traumatismo mínimo, que a veces pasa desapercibido, se manifiestan en primer lugar por dolores y cefaleas unidas a la tracción vascular.

— La *arteritis crónica* de los miembros inferiores es la causa principal de dolores vasculares que hay que tener en cuenta.

Está relacionada con la insuficiencia circulatoria arterial por estrechamiento del calibre de las arterias. Dicho estrechamiento está provocado por depósitos de arteroma unidos o no a espasmos musculares. Se manifiesta de forma muy característica por una cojera intermitente. Al andar se producen dolores en las piernas y pantorrillas, y calambres que obligan al enfermo a detenerse; el dolor se esfuma y desaparece. El sujeto puede reemprender la marcha. De este modo se puede definir el perímetro de la marcha, el número de metros recorridos después de los cuales la parada es obligatoria. Este perímetro aumenta o disminuye en función de la evolución de la enfermedad y de los tratamientos seguidos. Pasa, por ejemplo, de 50 a 200 metros tras la toma de un vasodilatador. En un estadio más avanzado de la enfermedad, los dolores se hacen permanentes, se sitúan en el conjunto de los miembros inferiores, persisten al tumbarse y perturban el sueño hasta hacerlo imposible. La aparición de dolores de decúbito (en la cama, por la noche) es una señal de extrema gravedad que demuestra que la arteritis está muy avanzada y que hay amenaza de gangrena.

Aunque los dolores de origen vascular de insuficiencia venosa crónica, de varices, arteritis y síndrome de Raynaud (dolores de los dedos con modificación de su color, debidos a un espasmo arterial y desencadenados por frío) existen y son relativamente frecuentes, no es menos cierto que el hábito de imputar a la «circulación» el origen de todo dolor de las extremidades, de todo lo que hormiguea y da calambres, suele ser abusivo. Hemos visto el origen neurógeno de la mayoría de las acroparestesias y de gran número de síndromes dolorosos de los miembros inferiores. Sabemos asimismo que las exploraciones vasculares son fiables, atraumáticas y eficaces; el Doppler, la ecografía vascular, incluso la angiografía numerizada arterial o venosa, permiten diagnosticar sin ninguna duda la etiología vascular de un dolor hasta entonces desconocido o, por el contrario, descartar esta hipótesis y buscar otro tipo de lesión.

Las algodistrofias *

Forman un grupo particular debido a sus características fisiopatológicas, que asocian su origen a diversos mecanismos: deaferentización, factores vasculares y factores simpáticos.

Son asimismo cada vez más frecuentes, quizás porque se comprenden mejor; presentan aspectos clínicos muy particulares y requieren estrategias terapéuticas específicas.

El concepto de algodistrofia, frecuentemente empleado en medicina del dolor, permite unificar diversas denominaciones que se han dado a estos estados en función de su etiología y localización.

— La *causalgia verdadera*, la más rara, dolor grave y rebelde, tipo quemazón, que se produce después de la lesión parcial de un tronco nervioso grueso como el nervio ciático o el mediano (descrita en la guerra de secesión por el cirujano americano Weir Mitchell), *la causalgia menor, la atrofia de Sudeck, el edema crónico traumático, el síndrome hombro-mano, la osteoporosis aguda dolorosa y la distrofia refleja simpática* son todos ellos términos

* Este capítulo se basa en una publicación del Dr. P. Boulu.

que encubren realidades cercanas, responsables de numerosos estados dolorosos crónicos que se encuentran en los límites de la traumatología, la reumatología y la neurología.

El dolor puede ser grave, como en las *causalgias verdaderas*, donde aparece inmediatamente después de la herida o en el primer mes. Este dolor, espontáneo, como una quemadura intensa, permanente, situado por debajo de la lesión, al nivel de la mano o el pie, exacerbado por el uso o movimiento del miembro, tipo desgarramiento o trituración, impide que el paciente coma, descanse o duerma. Debe proteger el miembro y permanecer inmóvil para evitar todo contacto. El dolor, normalmente intenso, puede ser moderado o mínimo, situarse en el nivel de una articulación, sobrevenir espontáneamente o cuando se está en movimiento y aumentar a la mínima estimulación física o emocional. Como todo dolor de deaferentización, está acompañado de una hiperpatía (exacerbación de la sensación dolorosa), de una hiperalgesia (sensibilidad exagerada a la estimulación dolorosa) y de una alodinia (dolor resultante de una estimulación de la sensibilidad no dolorosa).

Los síntomas de lesiones del sistema parasimpático son la regla: problemas vasomotores y sudomotores, vasodilatación con hipersudoración, calor, piel «suculenta» y húmeda o vasoconstricción con extremidades frías. Problemas tróficos relacionados afectan a la piel, los tejidos subcutáneos, las faneras (caídas del vello), los músculos (atrofia) y las articulaciones (rigidez articular que puede llegar al bloqueo). La lesión de los huesos subyacentes es asimismo constante y se traduce en una osteoporosis (desmineralización).

En el plano radiológico, la lesión ósea no se halla bien limitada, es atigrada y microgeódica (compuesta por pequeños orificios en la sustancia ósea). En cambio, la interlínea articular se respeta. Si se practica una escintilografía ósea (examen de los huesos a través de un marcador radiactivo), revela una hiperfijación que se extiende a la región articular.

Las repercusiones psíquicas suelen ser considerables: el ruido, la luz, la tensión, los gritos, el miedo, la angustia y la depresión aumentan los dolores. Una actitud de retirada, de protección, modifica la conducta hasta producir una verdadera ruptura con el entorno. Además, la importancia de las señales clínicas suele ser desproporcionada con relación a la benignidad aparente de la causa desencadenante.

Las causas desencadenantes son muy numerosas. Además de la clásica herida de un tronco nervioso de la causalgia verdadera, hay que recordar como causas muy frecuentes los traumatismos del aparato locomotor, fracturas, simples esguinces, luxaciones o traumatismos mínimos y repetidos y a veces ligeros cortes. Otras algodistrofias se relacionan con la toma de medicamentos (barbitúricos, isoniazida), intervenciones quirúrgicas e infiltraciones locales. Como ya hemos visto, una lesión nerviosa periférica (zona o neuropatía) o central (hemiplejía), al igual que un buen número de afecciones médicas (infecciones, coronaritis, infarto de miocardio), pueden ser el origen de estas algodistrofias. El síndrome hombro-mano secundario al infarto es un caso demostrativo. Es, sin embargo, frecuente que no se descubra etiología alguna, y que parezca que la única causa es la personalidad inestable, ansiosa o depresiva del enfermo.

El ejemplo más conocido de algodistrofia es el *síndrome hombro-mano*, que afecta al conjunto del miembro superior. Su inicio progresivo está constituido por dolores, picores y rigidez, primero en el hombro y luego en la mano, donde pueden aposentarse un vivo dolor y un edema importante. La afección evoluciona hacia un bloqueo del hombro (hombro helado) y una rigidez de los dedos, que se quedan fijados como garras. La piel, fina y fría, presenta una sudoración anormal. Aparte de todas las causas ya citadas, un síndrome hombro-mano puede evolucionar a la par de un síndrome del canal carpiano y remitir de manera espectacular e inmediata después del tratamiento de este último.

Traumatismos mínimos de la extremidad de un miembro (picadura, panadizo, mordedura, congelación) pueden desencadenar un síndrome algodistrófico conocido con el nombre de *causalgia menor*. Provoca dolores generalmente progresivos, como quemaduras intensas, que evolucionan por ataques a veces sincopales, se extienden por todo el miembro, sin topografía precisa, y van acompañados de problemas vasomotores. La evolución habitual de los síndromes algodistróficos tiene lugar en tres fases:

— la primera dura algunas semanas; el dolor como el de una quemadura, la hipersensibilidad de la piel caliente, húmeda y violácea y el edema localizado se encuentran en primer plano;

— la segunda fase se prolonga de tres a seis meses; el dolor y el edema remiten, la piel está fría y es cianosa (de color azul); los problemas tróficos (retracciones tendinosas) aumentan;

— el tercer estadio, que evoluciona durante uno o dos años, puede, en el mejor de los casos, contemplar una desaparición progresiva y espontánea de los dolores y problemas tróficos; por desgracia, las articulaciones suelen quedar rígidas, la piel y las faneras se modifican, y deja secuelas permanentes.

Es fácil imaginar el enorme interés que suscitan los síndromes algodistróficos en el plano médico. Son lesiones importantes, reales, muy visibles, indiscutibles, sin relación en general con la modalidad de la causa desencadenante. Se trata de lesiones en las que la personalidad del sujeto, pero no solamente ella, desempeña un papel importante, que hace una vez más que nos interroguemos sobre las relaciones entre lo físico y lo mental, los nervios y los «nervios». Se trata de afecciones que plantean problemas terapéuticos particulares, en los que se utilizan antálgicos, antiinflamatorios, psicótropos, bloques simpáticos y simpatectomías, neuroestimulación y reeducación; es decir, gran parte de las técnicas terapéuticas de que disponen los médicos del dolor.

Los dolores difusos

Los estados poliálgicos crónicos presentan un cuadro de «dolor por todas partes» que suele plantear problemas médicos complejos, en los límites de los dolores orgánicos auténticos macrolesionales y de una patología funcional microlesional que no por ello deja de ser a menudo real. Estos dolores difusos deben, en mi opinión, distinguirse de los dolores «psíquicos», que serán el objeto del capítulo siguiente.

Frente a un paciente que presenta dolores difusos, contracturas, calambres, dolores musculares y dolores profundos, el médico deberá en primer lugar pensar en una afección orgánica macrolesional, para después diagnosticarla o eliminarla mediante una observación profunda y exámenes complementarios apropiados. Ésta sería una conducta médica bien codificada.

Se podrá, por ejemplo, reconocer desde el principio una poliartritis reumática en un sujeto cuyos dolores son particularmente intensos al despertarse y van acompañados de rigidez. Una gripe, una hepatitis vírica, las metástasis óseas de un cáncer y otras numerosas afecciones van acompañadas de un síndrome álgico difuso.

Asimismo, el empleo, la toma a largo plazo de ciertos medicamentos como los antiepilépticos, los anticolesterol o los antiulcerosos pueden crear dolores difusos. Se requiere toda la paciencia y la experiencia del médico para pensar en ello ante un cuadro de dolores atípicos.

Los dolores difusos unidos a la dependencia de las drogas, del alcohol o del tabaco, en el caso de los toxicómanos, los alcohólicos o los fumadores, tienen asimismo que estar presentes en la mente de un médico sagaz.

En cuanto a los famosos «dolores de crecimiento» de los adolescentes, suele ser un diagnóstico para salir del paso que puede encubrir situaciones patológicas reales que imponen un examen médico profundo.

El síndrome espasmófilo es, no obstante, la causa más frecuente de los dolores difusos. Recuerdo brevemente que se trata de una hiperexcitabilidad neuromuscular por problemas metabólicos en la que la ansiedad, creada por los síntomas dolorosos, mantiene dichos síntomas. El mecanismo de la enfermedad es una tendencia a los espasmos por desequilibrio iónico del calcio, del magnesio, del potasio, etc. Los dolores creados por estos espasmos musculares y viscerales pueden afectar a todos los órganos: cefaleas, migrañas, dolores vertebrales, dolores de los miembros, hormigueos, calambres, palpitaciones, opresión torácica o tendinitis. Estas algias, muy conocidas por los enfermos, suelen ir acompañadas de un estado de fatiga (astenia) intensa o en forma de «desfallecimiento», de un estado ansioso permanente, de insomnio durante la segunda mitad de la noche y de un estado depresivo reactivo.

El síndrome espasmófilo se inscribe en el cuadro de una patología funcional microlesional. Presenta criterios clínicos, electrofisiológicos y biológicos muy precisos (presencia de circunstancias desencadenantes en un terreno favorable, conjunto sintomático, señal de Chvostek, electromiograma positivo, hipocalcemia, hipomagnesemia, hipercalciuria, etc.) y requiere un tratamiento, adaptado según la forma, que reúna un reequilibrio iónico, una higiene vital y dietética y la posible toma transitoria de ansiolíticos y/o antidepresivos[3].

Contrariamente a lo que a veces se sostiene, el diagnóstico de espasmofilia no es, o no debería ser, un diagnóstico para salir del paso. Responde, en efecto, a situaciones patológicas muy definidas. Sólo cuando se establece este diagnóstico con rigor, eliminando otras afecciones orgánicas, así como una patología dolorosa de origen psíquico, histérico o depresivo, se obtiene una curación real.

El *test* terapéutico, la prueba terapéutica son actitudes legítimas en medicina. Una afección que «no pasa las pruebas», lo que significa que el médico no está seguro del diagnóstico, será sometida a un *test* terapéutico, atendida como otra enfermedad.

Por ejemplo, frente a dolores de pecho «que no pasen la prueba», el médico recetará trinitrina. La curación del dolor gracias a este medicamento confirmará que se trataba de una forma particular de angina de pecho.

En el caso de la espasmofilia, la prueba terapéutica es determinante y permite afirmar la autenticidad del síndrome, a pesar de las reservas de algunos médicos. Numerosos enfermos lo testimonian. Sus síntomas, sus dolores difusos han resistido numerosas terapéuticas, psicótropos y otros. Sólo han sido aliviados de modo satisfactorio por los tratamientos vitaminocálcicos y magnésicos, la calcitonina (hormona paratiroideana que regula el metabolismo del calcio) o los betabloqueadores (medicamento que bloquea las descargas de adrenalina).

Como es sabido, los medios de comunicación se han apropiado del concepto de espasmofilia. La razón es evidente: se han podido reconocer y atender de modo sencillo diversos problemas, en concreto dolores largo tiempo considerados neuróticos o imaginarios. La emergencia del síndrome espasmófilo es contemporánea de la emergencia de la medicina biológica y microlesional, donde las lesiones

---

[3] He desarrollado este tema en profundidad en mi libro *Etes-vous spasmophile?*, éditions Robert Laffont, nueva edición 1986.

celulares se encuentran en primer plano. Es contemporánea de la investigación sobre el humor y los sentimientos. Sobrepasa con mucho la antigua explicación psicológica o simbólica de los síntomas, tan cara al psicoanálisis, que se ha mostrado incapaz de aliviar a estos enfermos.

Como en todos los tipos de dolor crónico, el descubrimiento, la confirmación y el tratamiento de un síndrome espasmófilo es una labor de larga duración, que pone a prueba la competencia técnica del médico unida a la calidad de su capacidad de escuchar en el seno de la relación médico-paciente.

Esta actitud global es indispensable para saber abordar la medicina del dolor, más aún cuando una espasmofilia puede sobrestimarse, incluso ocultar otras causas de sufrimiento. Después de la moda de la explicación psicológica: «No tiene usted tal o cual enfermedad, no tiene nada, es usted un neurótico», la espasmofilia ha cambiado con el transcurso de los años su estatus médico. Fue un diagnóstico complaciente que solía ser para el médico una forma educada de satisfacer las preguntas del enfermo: «No tiene usted tal o cual enfermedad, pero sufre; por tanto, es usted espasmófilo». Actualmente se ha convertido en un diagnóstico preciso y eficaz: «No tiene usted tal o cual enfermedad; presenta tal o cual señal clinicobiológica o electrofisiológica; por tanto, usted es espasmófilo y no un neurótico».

El estatus médico de la espasmofilia continúa evolucionando. El síndrome de hiperexcitabilidad neuromuscular está reconocido como circunstancia favorable o agravante de un buen número de estados patológicos autónomos. Un enfermo puede sufrir dolores vasculares, dorsalgias por artrosis vertebral, una ciática por un problema discorradicular, un síndrome algodistrófico, etc., pero, si existe una espasmofilia asociada o subyacente, sus problemas y dolores se agravarán. Debido a su enorme frecuencia, es indispensable para evaluar y tratar todo síndrome doloroso crónico tener en cuenta la posibilidad de un síndrome espasmófilo asociado.

Podemos de este modo podar algunas ramas del gran

árbol de los dolores psíquicos. Aunque hay dolores auténticos de origen psíquico, como en seguida veremos, es probable que el futuro nos permita cortar nuevas ramas. La denominación «psíquico» encubre muchas realidades distintas, oculta muchas cosas que se ignoran. La experiencia de los médicos del dolor demuestra que se suele encontrar un origen de lesión precisa en dolores durante largo tiempo calificados de imaginarios.

Los dolores psíquicos

A veces sucede que el examen atento de un paciente resulta totalmente negativo, a pesar de las más complejas investigaciones biológicas, radiográficas y electrofisiológicas. Empleando otra terminología, no se descubre causa orgánica alguna macro o microlesional en el origen de los dolores, lo cual lleva naturalmente a hablar de dolores de origen psíquico. He expuesto con anterioridad las reservas teóricas y metodológicas que plantea el empleo de este término, y entiendo por «psíquicos» los dolores sin causa detectable, en el estado actual de nuestros conocimientos.

La escucha médica de la totalidad de la historia clínica del sujeto y la importancia de los exámenes complementarios suelen indicar gran parte del recorrido efectuado por el paciente, recorrido que va desde la medicina alopática a las medicinas paralelas, jalonado sin resultado por repetidas hospitalizaciones y las más diversas terapéuticas. El conocimiento de esta penosa búsqueda, aunque no sea suficiente, ni mucho menos, para afirmar la naturaleza «psíquica» de un dolor, suele proporcionar una orientación que debe completarse con la evaluación del contexto en el que se sitúa el sufrimiento, sea en situaciones apremiantes soportadas durante años o en circunstancias psicoafectivas que sobrevienen de modo brusco.

Esta larga investigación diagnóstica permite, en principio, al médico situar un dolor psíquico en un cuadro psicopático determinado: estado neurótico (histeria, hipocondría, neurosis de conversión) o estado psicótico (melancolía, estado depresivo). Sin olvidar las numerosas formas intermedias entre ambos cuadros psicopatológicos; sin perder de vista los muchos estados mixtos que conllevan al mismo tiempo un dolor orgánico y un estado neurótico; y sin olvidar, naturalmente, la eliminación de la simple simulación.

Son perturbaciones, de naturaleza todavía desconocida, de la corteza central las que engendran las manifestaciones psiquiátricas del dolor y fabrican las ilusiones o alucinaciones del dolor, así como la disminución psíquica de la sensibilidad dolorosa.

Un dolor, que no es imaginario, puesto que el enfermo sufre y reivindica de buena fe su sufrimiento, puede acrecentarse, crearse enteramente o, por el contrario, ser desatendido durante estos estados patológicos. Hay que señalar, a este respecto, que existen variaciones de la sensibilidad individual al dolor de forma constante en sujetos «normales» (no portadores de una afección psiquiátrica definida). El funcionamiento normal del cerebro ofrece la posibilidad de frenar las manifestaciones dolorosas, y la patología mental lo único que hace es aumentar dicha posibilidad. El espíritu es la materia, en este caso la corteza cerebral; es, por tanto, legítimo pensar que estas ilusiones, estas falsas interpretaciones del dolor, estas alucinaciones, aunque no correspondan a una causa visible de sufrimiento, no son imaginarias, sino que van unidas a una deficiencia todavía desconocida del funcionamiento cerebral. Exceso o defecto que habría que identificar antes de curarlo para hacer así desaparecer el dolor.

Abandonemos provisionalmente el campo del determinismo fisiopatológico de los dolores unidos a interconexiones neuronales todavía desconocidas, por el terreno mejor delimitado de las explicaciones psicológicas.

Es habitual decir que la motivación de los dolores, en los sujetos histéricos, es huir de la vida activa, refugiarse en el pretexto de la enfermedad.

Los histéricos, los hipocondríacos y algunos paranoicos son sinceros: ellos mismos están persuadidos de su enfermedad y sus dolores.

El lector no debe dejarse engañar por el carácter peyorativo, incluso pavoroso, que va unido a la terminología psiquiátrica. Estos términos, a veces abruptos, suelen describir situaciones muy triviales y cotidianas: los dolores de una mujer cercana a la menopausia; la opresión respiratoria de un ejecutivo fatigado y envejecido, cuyo puesto en el seno de la empresa se ve amenazado por el ascenso de colegas más jóvenes; o también «el dolor por todas partes» de un jubilado no preparado para la interrupción de su vida activa, de una mujer que se aburre, de un parado.

Los rasgos de personalidad (histéricos, neuróticos, hipocondríacos, etc.) sólo son tendencias del sujeto, no afecciones psiquiátricas en el sentido estricto del término.

Las grandes manifestaciones histéricas clásicas descritas por Charcot pueden crear dolores atroces acompañados de señales clínicas objetivas, imposibles de simular. Es notable que estos síntomas puedan ser desencadenados por un tercero, el médico, por ejemplo, en caso de sugestión bajo hipnosis. Tales dolores, que pueden ser de todos los tipos imaginables, aislados o difusos, son frecuentes en el cuadro de la sintomatología de los estados neuróticos (neurosis de angustia, obsesiva, de conversión, hipocondríaca). Plantean a los médicos del dolor problemas diagnósticos y terapéuticos conocidos bajo el término de «somatización».

No es mi propósito desarrollar las teorías psicoanalíticas de la somatización, pero me parece útil subrayar que hay enfoques biológicos y neurohormonales. Debido a los vínculos que existen entre dolor y emoción, estos enfoques suelen recurrir en concreto a la noción de tensión permanente.

Estos dolores psíquicos, ya sean la manifestación externa

de un estado conflictivo inconsciente, ya la expresión de un fallo de los sistemas de defensa de la persona, o privativos de terrenos psicológicos de una gran vulnerabilidad, plantean al médico, cuya misión es aliviar y curar, problemas difíciles, para los que no suele estar preparado. Los pacientes, dominados por sus dolores, se encierran en su universo, se refugian en su enfermedad, se retiran progresivamente de la vida activa. El médico sólo podrá actuar si interviene lo suficientemente pronto en la vida psíquica del sujeto, antes de que la enfermedad haya destruido su personalidad y sea inaccesible a toda terapéutica.

Suele ser perjudicial esperar que un sujeto aquejado de dolores psíquicos «se calme». Es inútil asestar la propia convicción médica sobre el carácter no orgánico de los sufrimientos que experimenta. Afirmar que un enfermo no tiene «nada» es causa de ruptura de la relación médico-enfermo y explica el fracaso de las relaciones terapéuticas anteriores. Un enfermo neurótico suele negarse a admitir que puede haber una relación entre las circunstancias psicológicas y el dolor que experimenta. Algunos sujetos pueden, desde luego, concebir, en el plano intelectual, una relación de este género, por desgracia sin obtener un resultado terapéutico concreto.

Para ayudar al enfermo, el médico debe en apariencia entrar en su juego, «creer» en el origen orgánico de sus dolores para tratar de limitarlos, comprimirlos, aislarlos y suprimirlos, hasta obtener un hueso duro que el enfermo expulse. Se trata de una verdadera atención médica al enfermo, de una psicoterapia de apoyo asegurada por el médico que trata al paciente y aceptada por éste, a diferencia del recurso al psiquiatra, con frecuencia mal aceptado por los sujetos, sobre todo por aquellos cuya personalidad comporta tendencias paranoicas. Una actitud terapéutica semejante exige tiempo, disponibilidad y paciencia de parte del otro. La falta de apertura y las susceptibilidades se encuentran en la base de las decepciones y de los bloqueos que conducen a un enfermo a cambiar de nuevo de médico.

Los estados depresivos, la melancolía ansiosa y algunas manifestaciones hipocondríacas graves son, en diversos grados, síndromes psicóticos, en el sentido amplio del término. Representan problemas psiquiátricos que no se limitan a la expresión patológica de la descomposición de una estructura psicológica particular, sino en los que hay un sustrato psicoquímico y neurohormonal. Estas particularidades explican en parte los problemas del humor y son relativamente accesibles a la terapéutica con medicamentos.

La existencia de un síndrome doloroso crónico puede ser el elemento revelador de un estado depresivo, primario o secundario. El estado depresivo primario no presenta ningún otro problema psiquiátrico además de la depresión en los antecedentes.

En los depresivos secundarios, por el contrario, la depresión sucede o se asocia a una afección orgánica. Puede ser reactiva a un acontecimiento traumatizante concreto (luto, accidente, despido, etc.). Esta distinción representa una adquisición diagnóstica relativamente reciente muy importante por sus consecuencias terapéuticas. En concreto, el empleo de antidepresivos supone mejoras espectaculares en estos enfermos, hasta el punto que se emplean los mismos medicamentos (pero en dosis distintas) en el tratamiento de síndromes dolorosos crónicos sin estado depresivo asociado.

El dolor moral de los depresivos es una realidad muy conocida. Ya he indicado, además, que me parece preferible emplear el término de «sufrimiento moral».

Está compuesto de ideas «delirantes» de culpabilidad, indignidad e incertidumbre, responsables de una concentración dolorosa del pensamiento en el miedo, la llamada o el deseo de la muerte.

Es el síntoma fundamental de los estados depresivos graves, y no es extraño que pueda ir acompañado de señales de dolor físico tan intenso.

Aunque, en su punto máximo, el sufrimiento moral y físico de los muy deprimidos, los melancólicos, por ejemplo, hace correr al enfermo riesgos considerables de suicidio, otros estados depresivos, menos graves, se manifiestan sobre todo a través de síntomas físicos, en particular de dolores crónicos, los cuales pueden ocultar el resto de la sintomatología depresiva y engañar al médico en un examen rápido. También en este caso, los dolores crónicos de los depresivos pueden adoptar cualquier forma y sólo remiten ante un tratamiento específico.

Los dolores crónicos que acompañan a los estados depresivos son de pronóstico relativamene favorable, gracias a los incontestables progresos de la quimioterapia. No sucede lo mismo en los estados mixtos, en los que se asocian una personalidad neurótica y un dolor orgánico. El dolor se convierte en el único marco existencial del enfermo, la vía final de todas sus preocupaciones, adopta un carácter obsesivo, impide toda actividad y repercute en el ambiente familiar. De forma inconsciente, el enfermo que sufre ejerce un verdadero «chantaje» hacia su entorno, obligándolo a vivir «al día de su dolor».

Ya he mencionado brevemente la existencia de secuelas dolorosas de traumatismos. Hay que volver sobre ellas porque producen muchas situaciones en las que se encuentran estrechamente imbricados dolores orgánicos reales, vivencias psicológicas e incluso los rasgos de personalidad psicopatológicos de los heridos. Un traumatismo, sobre todo un accidente en la vía pública, produce un efecto desastroso en una persona frágil, mucho más en una estructura neurótica. Un traumatismo siempre es un acontecimiento muy «interesante» y utilizable en el plano personal, familiar, profesional y sentimental. Sus consecuencias físicas y psíquicas se acrecientan de modo inconsciente. Intervienen asimismo, como si existiera una finalidad en todo acontecimiento, ideas de castigo o de sacrificio. Al principio, el impacto emocional engendra a veces una reacción de cólera contra el responsable, seguida de una fase de adaptación en la que interviene el carácter incial, «pretraumático» del sujeto.

La aparición de una neurosis traumática (ansiedad, terror, estados obsesivos o ansiodepresivos) puede ir seguida de un comportamiento colérico, rigidez y pérdida de confianza. El paciente, sintiéndose abandonado, retrocede a un estadio anterior (Freud habla de diátesis traumatófila).

La aparición de un síndrome depresivo en el curso del tratamiento largo y doloroso de un politraumatizado es una posibilidad que no hay que desdeñar. En caso de complicaciones, sobre todo, el médico debe evitar que los problemas subjetivos del enfermo aumenten por demagogia o negligencia, y no ejercer una sugestión inconsciente que conduzca a la neurosis de conversión.

Los enfermos que sufren dolores vertebrales postraumáticos suelen ser considerados, erróneamente, hipocondríacos. Hay que poner, desde luego, tanto empeño en comprender los componentes psíquicos de las raquialgias postraumáticas crónicas como cuidado en descubrir sus causas orgánicas. Algunos de estos dolores aumentan por un mecanismo reflejo, planteando rápidamente los espinosos problemas del agravamiento, la simulación y el exceso de simulación. A los especialistas en peritajes judiciales les resultan familiares los riesgos de «la estimación excesiva del derecho a ser indemnizado». Los heridos, convencidos de la legitimidad de sus reivindicaciones, «enriquecen sus secuelas objetivas» con la esperanza de obtener un beneficio, una valoración personal, una excusa, un refugio en su enfermedad o un chantaje. Aunque la personalidad de estos sujetos comporte una tonalidad neurótica, hipocondríaca o depresiva, aunque sufran un estado patológico preexistente (artrosis, hipertensión, etc.), es fácil imaginar la diversidad y complejidad de opciones psicológicas y medicolegales que se abren ante los expertos.

Insisto en estas situaciones particulares en que se combinan los dolores, la personalidad del sujeto y la indemnización, para subrayar los problemas irresolubles que plantean ciertos dolores psíquicos.

Las modificaciones del carácter y de la conducta provocados por el dolor prolongado no deben confundirse con los dolores psíquicos propios de la patología mental.

Un paciente que padezca una algia crónica orgánica (poliartritis reumática, síndrome algodistrófico, lumbalgia, etc.) puede presentar todos los síntomas de un estado depresivo, sobre todo si tiene dolores desde hace tiempo. La aparición de un estado depresivo reactivo es específica del dolor crónico, que se distingue así de modo radical de los dolores agudos. La depresión reactiva implica que un síndrome depresivo de estas características tiene una estrecha vinculación causal con la persistencia del dolor del traumatismo. Las preocupaciones del sujeto se centran en este origen de sus sufrimientos.

Comparable a todo estado depresivo, cualquiera que sea su etiología, la depresión de los enfermos con dolores crónicos se caracteriza por una disminución general de la actividad física profesional, intelectual y afectiva. Un descenso de la líbido y de la actividad sexual y un desinterés por las ocupaciones habituales son la regla. Problemas de sueño, dificultades para dormirse, despertares precoces, insomnio de madrugada, pesadillas, estreñimiento y falta de apetito completan el cuadro clínico.

El humor depresivo se traduce en una vivencia global pesimista en la que se combinan sentimientos de insatisfacción, desvalorización y autodepresión con ideas torturantes de indignidad, incurabilidad y culpabilidad. La pérdida del impulso vital engendra asimismo fatiga general y pérdida de iniciativa. La ansiedad está siempre en primer plano, aunque sólo sea por el hecho de la enfermedad dolorosa y de la incertidumbre de pronóstico que va unida a ella. Los problemas de carácter, por último, son habituales; alarman el entorno o lo superan, contribuyendo a aislar aún más al paciente. Irritabilidad, impulsividad, violencia, intolerancia con los demás y reacciones demasiado intensas a la estimulación del ambiente suelen estar presentes. La agresividad del sujeto con las personas próximas es vivida de forma cruel y a veces culpable, lo que alimenta y precipita conductas suicidas.

El enfermo con dolores crónicos, incapacitado, replegado sobre sí mismo, a veces reivindicativo, se cansa de buscar tratamiento y curación. Se convierte rápidamente en un inválido, una persona a quien hay que ayudar; la sociedad tiene que hacerse cargo de él con frecuencia, sobre todo si la familia lo rechaza.

Los médicos del dolor temen esta evolución catastrófica de los síndromes dolorosos crónicos. El sufrimiento no es toda la enfermedad. La impotencia funcional no es toda la invalidez. La depresión reactiva siembra la confusión y aumenta todos los síntomas. Hace penoso lo que sólo era difícil, e imposible lo que era todavía factible. El médico debe a toda costa impedir que se instalen la depresión y la desesperación, no dudar en emplear las terapéuticas más eficaces. Su misión impone una actitud positiva y optimista. Debe saber cómo hablar con sus enfermos antes de estudiar las modalidades terapéuticas. Todos recordamos casos de enfermos conducidos al suicidio por haber oído una palabra, un pronóstico o un consejo poco afortunado de parte del médico, sin duda con buena voluntad, pero inexperto. Hemos encontrado asimismo enfermos que, en las circunstancias más desfavorables, aquejados de las afecciones más penosas, de las dolencias más terribles, mantienen la esperanza, la alegría de vivir, su autonomía y creatividad.

Es labor del médico devolver a cualquier paciente, sea cual sea la gravedad de su estado, la voluntad de vivir, si no la de curarse. La aplicación de esta conducta, de sentido lógico pero muy descuidada, suele ser más beneficiosa que el empleo de muchas novedades técnicas y terapéuticas.

¿Sufrir para curar?

El primer objetivo del médico es curar al enfermo por todos los medios posibles. Este imperativo técnico le conduce a todos los demás; es decir, para obtener la curación, tiene que realizar elecciones y tomar decisiones terapéuticas dolorosas, en el sentido literal del término: generadoras de dolor. Dolores nuevos, despertar de antiguos dolores con el fin de obtener la curación tan deseada. Es esencial situar este problema tanto en la óptica de la relación médico-enfermo como en la de las connotaciones afectivas arcaicas, con frecuencia relacionadas con la noción de sufrimiento.

Encontramos también aquí el aspecto positivo del dolor, su papel de señal de alarma, de avisador, su función protectora. Si nuestro organismo está en peligro, si tiene que reaccionar para protegerse o defenderse o si está amenazado por el principio de una afección, un dolor lo señalará y el cuerpo pondrá en funcionamiento sus reflejos y mecanismos de defensa.

El dolor se halla asimismo presente en el aprendizaje: un niño aprende a no acercar la mano al fuego después de haberse hecho daño una vez. ¡Sin olvidar el valor educativo que se sigue reconociendo con demasiada frecuencia al castigo corporal!

Los médicos, conscientes de la utilidad del dolor, una de sus principales señales diagnósticas, han sido poco favorables durante largo tiempo a los tratamientos antálgicos y analgésicos. En cuanto a los cirujanos, han sostenido durante mucho tiempo que el dolor forma parte integrante de las operaciones y es ineludible.

De todas formas, es por desgracia cierto que un buen número de exámenes complementarios, tratamientos e intervenciones quirúrgicas tienen un desarrollo y unas consecuencias dolorosos. A pesar de ello, son indispensables. En estos casos, el papel del médico consiste en explicar incansablemente lo que va a doler y por qué; aclarar las razones que conducen a dicho tratamiento doloroso en vez de a otro menos penoso; y calmar al paciente ante el gesto más trivial, pinchazo o infiltración, pues la ansiedad, aunque no sea suficiente para crear el dolor, lo acrecienta de modo considerable.

No es menos cierto que la idea de dolor «bueno», de dolor «normal», está profundamente anclada en las mentalidades. Los enfermos saben que las inyecciones duelen, pero las suelen reclamar porque un tratamiento por inyecciones intramusculares o intravenosas se vive como más «enérgico» que la toma oral de comprimidos. La actitud arcaica, «si duele, hace bien», contemporánea de las concepciones mágicas de relación con el mundo, actitud irracional pero tenaz, sigue presente en el comportamiento de los pacientes y de sus médicos.

Es evidente que el médico, cuando aplica un tratamiento penoso al enfermo «por su bien», lo hace de buena fe. Los enfermos, en conjunto, saben de forma oscura y confiada que les hará daño «para curarles mejor». Pero hay situaciones límite en las que se produce una relación de tipo sadomasoquista. El ejemplo de los polioperados, de los que tienen el abdomen «señalado», constituye una ilustración. Estos sujetos, verdaderos hipocondríacos, han sido en ocasiones operados más de veinte veces por dolores y síntomas diversos en diferentes órganos. Los médicos, más aún los cirujanos, conservan para los enfermos algo de su antiguo carácter mágico, de hechicero, de chamán. Todos los problemas del paciente, físicos, pero también sentimentales, profesionales y sociales, se localizan en un órgano preciso. En el plano irracional y también en el de la vivencia simbólica, este órgano-objetivo se designa como víctima propiciatoria. Los polioperados suponen que su ablación aportará el alivio y la solución del ataque vivido. Esta actitud, llevada a sus últimas consecuencias, sólo puede darse con el acuerdo, la actuación y la «complicidad» del cirujano.

Es imposible limitar este problema a posibles faltas de honestidad o de conciencia por parte de los cirujanos. La causa se halla, en principio, en su conducta intervencionista y en su personalidad, en la que intervienen el temperamento quirúrgico, el gusto por la técnica, el placer personal de la intervención y la «sublimación de la agresividad». La solución quirúrgica implica un aspecto radical, inmediato y algo simplista, que parece arreglar todos los problemas. Un enfermo «maníaco del bisturí», siempre acabará por encontrar a un cirujano igualmente «maníaco del bisturí». Los pacientes temen el dolor, pero al mismo tiempo lo desean. Esta relación de atracción-repulsión, en la que se dan cita conductas primitivas y aspectos sadomasoquistas, tiene su origen principal en el valor de redención atribuido al sufrimiento.

La enfermedad y el dolor se suelen vivir como un castigo, castigo simbólico por faltas más imaginarias que reales, castigo que se suele vivir como inmerecido, pero castigo al fin y al cabo.

La cirugía estética no es, desde luego, dolorosa. No suele dejar secuela alguna y produce brillantes resultados. Pero es también una de las circunstancias en la que el paciente acepta un mal (dolores, inmovilización, gastos importantes) para obtener un bien, una satisfacción a motivaciones con frecuencia complejas. Los cirujanos especializados saben bien que, aunque el deseo «estético» predomine sobre el deseo de una intervención quirúrgica de este tipo, no es éste lo más importante. Con frecuencia la cirugía estética sirve de remedio somático a un malestar psíquico.

Estas consideraciones sobre el dolor «bueno» sólo constituyen un enfoque a un problema complejo de naturaleza más filosófica que médica y científica. Permiten, no obstante, darse cuenta de por qué, igual que hay que «sufrir para ser bella», es a veces necesario «sufrir para curarse».

Viaje al fin del dolor

Aliviar los sufrimientos de los enfermos cuya vida se acaba, sobre todo de los cancerosos, forma parte de las tareas ineluctables que con frecuencia tienen que afrontar los médicos del dolor. Son situaciones profundamente conmovedoras. Los frecuentes «debates» de que son objeto, aunque demuestran el interés del público por este problema, se limitan a abordar de modo superficial las realidades que los médicos y enfermos afrontan cotidianamente.

Las reacciones ante los dolores terminales, ante la amenaza de la muerte son poco previsibles. Hay, desde luego, palabras célebres y «palabras del final» inventadas *a posteriori* por personas que gozan de buena salud. Con mucha frecuencia, los tratamientos que aúnan somníferos y antálgicos producen embotamiento, indiferencia y oscurecimiento de la conciencia, y así es como tiene que ser.

Aunque la muerte angustia a la mayor parte de las personas, son sobre todo los dolores precedentes los que aterrorizan a los sujetos en estado terminal de una larga enfermedad. Un enfermo de cáncer en fase terminal se ha acostumbrado más o menos a la idea de su muerte próxima, pero suele temer que le falte valor y dignidad para soportar los dolores de las últimas semanas. Teme no poder soportar el sufrimiento, sobre todo cuando no hay nada que esperar de él, ninguna lección que aprender. En particular, las víctimas de un cáncer metastásico experimentan dolores crecientes e ininterrumpidos que justifican el empleo de los antálgicos más potentes. El médico, aunque esté para ayudar al enfermo, no es un sacerdote; no reconforta ni prepara para la muerte. La presencia fraternal del médico y su silencio son preferibles a intentos desafortunados de consuelo.

El alivio médico de los sufrimientos, con frecuencia atroces, que acompañan a los casos considerados sin esperanza es indispensable y legítimo. Todos los médicos lo saben. Todos ellos deberían conocer las reglas sencillas y precisas del buen uso de los opiáceos, utilizarlos sin repugnancia, desterrar el tabú que sigue existiendo sobre ellos, a veces, con respecto a los principales antálgicos. Estar prevenido sobre el hecho de que la pretendida habituación, que obliga a aumentar las dosis de modo indefinido, no se produce en el caso de los cancerosos. Todos los enfermos deben saber que esta posibilidad real existe y que el médico no dudará en emplearla en caso de necesidad. Si la muerte es ineludible, se producirá con dignidad y sin sufrimientos inútiles.

Más adelante detallaré los mecanismos de acción de los opiáceos y sus diferentes variedades; en las circunstancias a las que me refiero, la morfina y sus derivados son las armas más eficaces. La codificación de su empleo representa uno de los progresos más evidentes en el tratamiento de los dolores terminales.

En la legislación francesa, los opiáceos (morfina, derivados sintéticos y semisintéticos) se inscriben en el cuadro de las sustancias tóxicas, lo que impone al médico el empleo de recetas especiales (talonario) y una prescripción limitada en cantidad y tiempo (períodos de siete días renovables).

Estas trabas administrativas (nacidas del terror que engendra con toda razón la «droga»), las actitudes culturales y el mito de la morfina son limitaciones reales a su empleo racional. La prescripción de un opiáceo se inscribe en el contexto del cuidado total de un enfermo con dolores al término de su evolución. Debe hacerse en función de la intensidad de los dolores, y no de la esperanza de vida del paciente. Se trata de un tratamiento crónico que debe ser adoptado de forma preventiva en dosis determinadas de modo individual, variables de un paciente a otro. Deben ser eficaces (eficacia apreciada por el paciente de forma subjetiva o por medio de escalas de dolor), aunque parezcan elevadas.

Siempre que sea posible, debe emplearse la vía oral, la más simple. Los efectos secundarios (somnolencia, náuseas, vómitos) se presentan sobre todo al principio del tratamiento; hay que prevenir al enfermo y su familia, y hay medicamentos de bienestar que pueden atenuarlos durante el período de adaptación.

La acción de una toma de morfina dura de tres a seis horas, independientemente en principio de la cantidad de medicamento. La terapéutica habitual se administra, antes de la reaparición de los dolores, por ingestión de una solución de morfina (cuya cantidad, variable en función de la concentración, se comprueba en cada enfermo). Se necesita una regularidad absoluta (cada cuatro horas), aunque haya que despertar al enfermo, pues la tasa de morfina en sangre (morfinemia) debe mantenerse estable.

Las inyecciones intramusculares o intravenosas se emplean con mucha menor frecuencia, sólo si la vía oral es imposible.

En cambio, el empleo de vías centrales (peridural o cerebral) por inyección o catéteres que llegan directamente al líquido cefalorraquídeo, proporciona posibilidades terapéuticas suplementarias a los enfermos con muchos dolores, y se necesitan dosis mucho menores que en el recurso a otras vías.

La colocación del material exigido por un tratamiento de este género y la adaptación de su posología se pueden realizar en el medio hospitalario, y la continuación posterior de los cuidados se puede llevar a cabo en el domicilio del enfermo.

No hay que temer una pretendida habituación a la morfina, pues está establecido que la dosis eficaz, una vez determinada, conserva su poder antálgico durante meses. Si esta dosis se revela bruscamente insuficiente es porque está relacionada con una evolución del estado patológico, y no con una habituación. Se puede incluso llegar a reducir la dosis en caso de mejoría del estado del enfermo, sin aparición de fenómenos de privación o dependencia.

La dosis empleada debe no sólo hacer desaparecer el dolor, sino mantenerlo en jaque, y ser administrada antes de que el dolor reaparezca. El enfermo está lúcido y se libera del terror que le produce la anticipación del retorno de sus sufrimientos. Puede hablar con su familia y amigos, en el caso de que sea necesario tomar disposiciones antes de morir.

Estas consideraciones conducen naturalmente a hablar de la actitud del médico ante la continuación de los cuidados, la eutanasia o la reanimación de los casos sin esperanza. Matar no es la labor del médico. Suele haber un abismo entre las actitudes estoicas de quien no está enfermo y su conducta en el curso de una situación terminal real. El comportamiento de la familia suele ser sorprendente; a veces se observan interferencias problemáticas entre sentimientos filiales, fechas de partida de vacaciones y problemas de sucesión.

En mi opinión, una elección de este género no es, no podrá jamás ser, competencia del legislador. Sólo el médico que conoce perfectamente al enfermo que trata, su enfermedad y su entorno familiar está en condiciones de decidir su conducta, prescindiendo de todo consejo externo y basándose únicamente en sus convicciones.

Hay, por desgracia, otro aspecto en este viaje al fin del dolor; me refiero a la tortura y a los torturadores. Médicos extraviados, médicos criminales han aceptado en el pasado, y siguen haciéndolo hoy en día, servir de consejeros técnicos del dolor, estar al servicio de sistemas policiales represivos y totalitarios, ser incluso ellos mismos los agentes de aplicación de sus métodos.

Quien conoce el dolor sabe también aumentar los sufrimientos, hacerlos intolerables, mortales para la persona, dentro de un plan destinado a arrancarle una confesión o hacerle sufrir una pretendida reeducación.

La existencia de médicos torturadores o ayudantes de torturadores es una vergüenza indeleble, un insulto a la medicina y un crimen ignominioso contra la humanidad. Es también una trágica realidad que nunca se denunciará con bastante fuerza, que nunca se combatirá con suficiente determinación.

3
Los tratamientos del dolor

El arsenal terapéutico

No me parece realista describir las modalidades terapéuticas específicas de tal o cual enfermedad. El tratamiento de una afección determinada, de un dolor concreto, que es la labor del médico, depende estrechamente del caso preciso del paciente, contemplado en sus dimensiones físicas, afectivas y socioeconómicas. El carácter único de cada caso hace que toda catalogación de dolores combinada con consejos terapéuticos sea ilusoria, incluso peligrosa. Todavía más por el hecho de que los síndromes dolorosos crónicos imponen una estrategia diagnóstica y terapéutica compleja que suele requerir todo un equipo médico para ponerla en práctica.

Es positivo, en cambio, hacer el inventario del arsenal terapéutico, muy completo, de que se dispone actualmente, precisando, en cada caso, los campos de aplicación de una u otra técnica.

Una clasificación de este género, útil para la información de los enfermos, contribuye a explicarles las razones y las motivaciones de una elección terapéutica. De este modo se tiende a desdramatizar sus afecciones y dolores, disminuir su angustia y efectuar un primer paso hacia el tratamiento.

Aunque sea útil describir y explicar lo que puede hacer el médico, es asimismo indispensable precisar a los enfermos las modalidades prácticas de control personal del dolor.

El tratamiento del dolor recurre a un conjunto de técnicas empleadas de forma aislada o conjunta. Nos vamos a referir sucesivamente a:

1. Los medicamentos antálgicos, alopáticos y otros.
2. La cirugía y neurocirugía del dolor.
3. Los tratamientos sensoriales, fisioterapia, acupuntura, mesoterapia y neuroestimulación.
4. El control psicológico del dolor, relajación, refuerzo de estrategias de adaptación y condicionamiento operante.

Los medicamentos del dolor en alopatía

En la medicina alopática se distingue entre los medicamentos que actúan sobre el propio fenómeno del dolor (antálgicos), que tienen una acción periférica (ácido acetilsalicílico y sus numerosos derivados) o central (opiáceos), y los medicamentos que, sin actuar sobre el proceso álgico en sí mismo, intervienen en los mecanismos que lo provocan (antiinflamatorios, antiespasmódicos, antidepresivos, etcétera).

Antálgicos

La mayor parte de las especialidades farmacéuticas disponibles, de la publicidad entusiasta y de las nuevas presentaciones de productos conocidos enmascaran un hecho esencial: la inmensa mayoría de los antálgicos empleados sólo provienen de dos familias de compuestos: la familia de la aspirina y la del opio, ambas de origen vegetal: el sauce para la aspirina y la adormidera para el opio. Desde principios de siglo se han fabricado y comercializado numerosas variantes de productos de síntesis, sin que se hayan descubierto nuevas vías farmacológicas.

— Los *salicilatos* (aspirina y sus derivados) se dividen en tres clases:

La primera clase tiene una acción antálgica pura.

La segunda tiene un efecto combinado sobre el dolor y la fiebre (antálgicos antipiréticos).

La tercera calma al mismo tiempo el dolor, la fiebre y la inflamación (antálgicos antiinflamatorios).

La aspirina, el principal antálgico antiinflamatorio, es el medicamento de referencia universal, de empleo relativamente sencillo y de notable eficacia.

Actualmente sabemos bien su forma de actuar sobre el dolor. Se trata de una acción periférica al nivel del tejido lesionado por inhibición de la síntesis de las prostaglandinas[1]. La aspirina impide la producción de prostaglandinas, de modo local, en el seno mismo del tejido dañado (por esta razón es eficaz cuando se aplica en un punto preciso, en una muela, por ejemplo), o después de su toma oral. Se concentra, por tanto, en la zona dañada. Esta forma de acción explica asimismo el hecho de que la aspirina no sea antálgica si no hay tejido lesionado. Lo prueban los experimentos con sujetos sanos por medio de estimulación eléctrica que no daña de modo inmediato los tejidos. Puede que la aspirina posea también un efecto euforizante sobre el sistema nervioso central, idea descubierta más recientemente.

La aspirina es eficaz en todos los tipos de dolor, siempre que haya un tejido dañado. Una fractura de pierna, la extracción de una muela, una lumbalgia, etc., provocan las mismas reacciones en los tejidos, y los dolores que producen tienen idéntica sensibilidad a este medicamento.

La aspirina se emplea por vía oral en dosis suficientes

---

[1] Familia de proteínas presentes en todo el cuerpo humano cuya hiperproducción conlleva dolor, inflamación y fiebre, y sensibiliza los receptores nerviosos a otras sustancias algógenas (histamina, bradiquinina).

(de 1 a 3 g. al día) o por vía intravenosa en los dolores agudos. Un tratamiento por aspirina no debe prolongarse más de una o dos semanas. No es un medicamento anodino; tiene numerosos efectos secundarios y contraindicaciones que limitan su empleo.

Los efectos indeseables de la aspirina son muy conocidos: irritación del estómago que conduce a hemorragias, problemas de coagulación sanguínea con aumento del tiempo de flujo, reacciones alérgicas, etc.

Los accidentes provocados pueden ser graves, en particular las hemorragias estomacales; la toma conjunta de medicamentos para la mucosa gástrica no siempre basta para prevenirlas. Del mismo modo que la áspirina empleada de forma puntual es un medicamento notable, su toma prolongada puede ser temible. El margen entre la dosis eficaz y la que desencadena los efectos secundarios es a veces estrecho.

Los medicamentos de síntesis derivados del ácido salicílico conceden el privilegio de forma exclusiva a la acción antiinflamatoria de estas moléculas (la fenilbutazona es la más conocida). Se describirán en el marco de los antiinflamatorios no esteroides.

Los inconvenientes ineludibles de la aspirina han llevado a la fabricación de variantes, antálgicos puros y antálgicos antipiréticos.

Los antálgicos puros sólo actúan sobre el dolor, siempre a través de un mecanismo periférico, y en teoría no tienen efecto alguno sobre la fiebre y la inflamación. Pueden emplearse en todos los tipos de dolores: dentales, menstruales, musculares, tortícolis, etc.

Los más conocidos son la glafenina[2], la floctafenina[3], el dextroproposifeno[4] y la clometacina[5]. También en este caso se producen efectos secundarios (alergias, lesiones renales) que proscriben los tratamientos prolongados.

---

[2] Glifanan.

[3] Idarac.

[4] Antalvic, Di-Antalvic, Propofán.

[5] Baralgine, Salgidal, Optalidón, etc.

Los antálgicos antipiréticos deben emplearse en los casos en que se combinan dolor y fiebre (flemón, sinusitis aguda, estado gripal, etc.). Estos medicamentos, muy activos, no están desprovistos de toxicidad; la noramidopirina, por ejemplo, eficaz en los dolores agudos, los ataques de ciática y las cefaleas y migrañas, es peligrosa para la sangre. Puede conllevar un descenso del número de glóbulos blancos (granulopenia). La sustancia de la que deriva, la amidopirina, fue retirada de la venta en Francia en 1981 debido a problemas sanguíneos graves (agranulocitosis) y a una posible acción cancerígena.

La fenacetina[6] y el paracetamol[7] son dos medicamentos antálgicos antipiréticos útiles para tratar cefaleas, dolores dentales y algunas manifestaciones reumáticas menores. Su toma regular prolongada puede conllevar insuficiencia renal (fenacetina) o destruir las células del hígado (paracetamol).

Todos estos antálgicos hay que tomarlos en dosis suficientes para que sean eficaces, y durante períodos relativamente cortos, debido al peligro de los efectos secundarios. Su administración no dispensa, todo lo contrario, de un tratamiento etiológico (tratamiento de la causa) asociado: antibióticos en caso de infección o cura quirúrgica de un flemón, por ejemplo.

— La segunda gran familia de medicamentos antálgicos está representada por los *opiáceos*. Como ya he indicado con anterioridad, su empleo está limitado por restricciones administrativas, tabúes culturales y riesgos reales de toxicomanía en caso de prescripción a sujetos sin necesidad o a aquellos susceptibles de desarrollar una habituación. Lo cual no es el caso, repito, de los enfermos de cáncer. Una vez aclarado esto, el número de toxicomanías «médicas», inducidas por un tratamiento de morfina, es infinitamente menor que el de los que se drogan por motivaciones psicoafectivas o socioculturales. Debido a la regla-

---

[6] Compralgil.
[7] Doliprane, Efferalgán...

mentación del empleo de estos productos y a las reticencias médicas a prescribirlos, son en realidad muy raras las toxicomanías en las que el médico proporciona la droga. Los innumerables robos en las farmacias son, en cambio, más preocupantes.

Todos los opiáceos son derivados, naturales o sintéticos, de la morfina.

Las propiedades del opio, extraído de la adormidera, se conocen desde la Edad Antigua.

Hipócrates lo prescribía como somnífero, y Galeno lo empleaba contra el dolor. El desarrollo del empleo del opio, para uso médico y sobre todo social, continuó hasta el siglo XX.

En 1806, Sertürner obtuvo la morfina en forma de cristales. El opio contiene casi un 10 % de morfina, así como otros alcaloides relacionados con ella, la codeína y la tebaína, en mucha menor cantidad. Estas tres moléculas son la base de la síntesis de numerosos derivados. Los más conocidos por su uso médico son el clorhidrato de morfina, la petidina, la dextromoramida, la pentazocina y, por su empleo extramédico, la heroína.

Hay polvo de opio o codeína en pequeñas cantidades en algunas especialidades farmacéuticas que se venden con receta.

Todos los opiáceos difieren mucho en su potencia, su duración de la acción y sus efectos secundarios, pero tienen el mismo mecanismo de acción. Todos son antálgicos y producen, en caso de aumento de la dosis, somnolencia, cambio de humor y confusión mental. Los opiáceos tienen una acción central, actúan directamente sobre los mecanismos cerebrales del dolor y se fijan en el lugar de las morfinas naturales del organismo (endorfinas). Éstas suelen estar presentes en ciertas zonas del cerebro y de la médula espinal. Los opiáceos reproducen, de forma más intensa, la acción de las endorfinas, activan los sistemas de inhibición del dolor y aumentan el bloqueo local de la sensación dolorosa en el plano medular. Los opiáceos constituyen un arma notable contra el dolor, de la que se benefician miles de enfermos, cualquiera que sea el tipo y origen de sus dolores, superficiales, profundos o centrales, agudos o crónicos.

La sedación del dolor está acompañada de una indiferencia hacia éste que bloquea las repercusiones afectivas y conlleva un estadio de euforia. Los opiáceos calman los sufrimientos físicos, pero, asimismo, las consecuencias psíquicas del dolor, provocando un estado de bienestar.

La búsqueda de este estado, de esta indiferencia afectiva, de esta somnolencia benefactora, aclara las razones de una posible habituación que puede conducir a la toxicomanía. El sujeto experimenta la necesidad de aumentar sin cesar la dosis para obtener efectos de bienestar idénticos, lo que le conduce a una dependencia física y psicológica. El cese brutal de los opiáceos provoca el síndrome de abstinencia, en el que se asocian malestar general, dolores musculares difusos, sudores, intensa angustia, agresividad y alucinaciones.

Esta descripción clásica del mecanismo toxicómano debe, no obstante, matizarse: hay, como ya hemos visto, un uso correcto de los narcóticos adaptado al tratamiento de los síndromes dolorosos crónicos. Dejando a un lado el grave problema de la posibilidad de toxicomanía inducida, los opiáceos presentan, como todo medicamento, efectos secundarios y contraindicaciones.

La consecuencia principal de una sobredosis es una disminución importante del ritmo respiratorio y cardíaco, lo que supone una obstrucción de los bronquios. Esta depresión respiratoria puede tener efectos graves en un enfermo fatigado o en uno con insuficiencia pulmonar crónica.

Es igualmente una reacción respiratoria y cardíaca aguda a dosis muy elevadas la que explica la muerte de los drogadictos (sobredosis). Los compuestos de morfina tienen asimismo una acción sobre la digestión; conllevan, sobre todo al principio del tratamiento, náuseas, vómitos y estreñimiento. Estos síntomas pueden remitir al tomar medicamentos denominados «de bienestar». Los narcóticos suelen estar contraindicados en los enfermos con insuficiencia respiratoria, los ancianos y niños, las mujeres embarazadas y las mujeres en período de lactancia. Los médicos administran los narcóticos por vía oral, intramuscular o intravenosa. Se suele recurrir a esta última vía en caso de dolores intensos que aparecen con rapidez, de heridas graves, ataques cardíacos o abdominales, dolores de parto o dolores postoperatorios. Hemos visto con anterioridad las modalidades de su empleo en el tratamiento de dolores intensos crónicos.

Antiinflamatorios y otros tratamientos etiológicos

Junto a los antálgicos propiamente dichos, otros medicamentos alopáticos desempeñan un papel esencial en el tratamiento del dolor. Son los antiinflamatorios esteroides (cortisona y sus derivados) y no esteroides, los antiespasmódicos, antirreumáticos y antigotosos, inmunosupresores, antiepilépticos, vasorreguladores, las vitaminoterapias, las hormonoterapias, los tranquilizantes y los antidepresivos.

A diferencia de los antálgicos, terapéuticas sintomáticas que actúan sobre el síntoma-dolor cualquiera que sea su causa, los demás tratamientos alopáticos tienen un propósito etiológico. Atacan la causa del dolor y se ocupan del órgano o del desarreglo que ha provocado el sufrimiento.

Veremos que esta distinción entre medicamentos sintomáticos y etiológicos es a veces arbitraria; tan intrincados son los múltiples componentes del dolor.

La inflamación es una fuente de dolores agudos o crónicos. El ejemplo más típico es la poliartritis inflamatoria. Pero también se encuentra entre las reacciones fisiopatológicas a una herida dolorosa. Un tratamiento antiinflamatorio específico es, por tanto, de uso lógico en el tratamiento de ciertos tipos de dolor.

— La *cortisona* es el principal de los *corticoides antiinflamatorios esteroides*, compuesto de hormonas esteroides de origen suprarrenal.

Los corticoesteroides, descubiertos en los años cincuenta, hicieron una entrada estrepitosa en el campo del tratamiento de los dolores, sobre todo reumáticos, debido a su acción instantánea sobre la inflamación. Hay una gran variedad de formas farmacéuticas, naturales o sintéticas. Se administran por vía oral, por inyección intramuscular o intravenosa o por vía local, intra o periarticular (infiltraciones). La dosis varía en función de las marcas, pero las indicaciones terapéuticas y los efectos secundarios son los mismos. Los corticoides son un tratamiento de elección, a veces indispensable, en algunas afecciones graves y crónicas, como las colagenosis o ciertas formas de poliartritis reumáticas graves, que conllevan dolores intolerables y deformaciones articulares que hacen temer la invalidez. Sus numerosos efectos secundarios explican la tendencia actual a reservarlos como tratamiento de choque de ciertas neuralgias agudas muy dolorosas (neuralgia cervicobraquial, ciática, zona). Predomina el empleo de vías locales. Las dosis orales eficaces deben ser lo suficientemente elevadas (de 30 a 50 mg.) y administrarse durante cortos períodos de tiempo (de tres a ocho días).

Los temibles efectos secundarios de la corticoterapia: aumento de peso, diabetes, problemas psíquicos tipo agitación, hipertensión, úlceras de estómago, atrofia de la piel, desmineralización de los huesos (osteoporosis), aplastamientos vertebrales y necrosis ósea (de la cabeza del fémur) aparecen en casos de tratamiento prolongado o de infiltraciones locales demasiado repetidas.

La importancia de estas complicaciones y los riesgos que hacen correr son causa de numerosas reticencias sobre su empleo, que debe ir acompañado de precauciones precisas: régimen sin sal y rico en potasio, medicinas que favorezcan la digestión y cese progresivo y no repentino de la terapéutica. La vigilancia del estado psíquico constituye la regla, pues los corticoides provocan euforia. Hay que evitar que un sentimiento de bienestar de este tipo degenere en manisfestaciones psiquiátricas agudas (agitación maníaca).

Las infiltraciones locales de corticoides exigen prudencia en cuanto a la frecuencia de su repetición y precauciones de asepsia rigurosa para su realización. No tienen los mismos inconvenientes que su administración oral prolongada.

Si se realizan en buenas condiciones y el médico las explica al enfermo desdramatizándolas, se convierten en un gesto terapéutico de una eficacia espectacular en numerosas indicaciones precisas. Las fobias de la infiltración, que aparecen en ciertos sujetos, deben remitir tras una «puesta en condiciones» del enfermo por parte del médico, que le explicará las razones de esta terapéutica y sus ventajas.

Bien empleadas, las infiltraciones alivian puntualmente una o varias articulaciones muy dolorosas en el curso de un ataque reumático (hombro, rodilla, base del pulgar, etc.). Curan las tendinitis médicas (periartritis escapulohumorales, epicondilitis, etc.) y las tendinitis traumáticas de los deportistas. Calman los síndromes de los canales, en concreto el síndrome del canal carpiano, antes del estadio quirúrgico. Una infiltración de corticoides bien realizada, para una indicación correctamente planteada, debe ser indolora y aliviar rápidamente. Este alivio debe persistir durante largo tiempo. La duración varía en función de la afección; para el canal carpiano, por ejemplo, el alivio obtenido debe ser de dos meses como mínimo.

Un fracaso significa una infiltración inútil o mal hecha. El médico no debe obstinarse en volver a empezar con inyecciones dolorosas, ineficaces o de efecto fugaz.

— Los *antiinflamatorios no esteroides* comprenden numerosos medicamentos dotados de una potente acción antiinflamatoria pura. Son distintos de la cortisona y se emplean en el tratamiento de estados reumáticos agudos o crónicos. Como la aspirina, de la que suelen derivar, actúan inhibiendo la producción de prostaglandinas. Sus efectos secundarios son los mismos que los de la aspirina. Su principal contraindicación reside en la úlcera de estómago. La prescripción asociada de remedios gástricos sólo es necesaria en caso de síntomas molestos, ardor de estómago o digestión pesada.

Muchas familias de productos están comercializadas, y su lista se alarga cada día. A pesar de las afirmaciones de superioridad de este o aquel compuesto, sus resultados parecen equivalentes. Con frecuencia, el enfermo, que ya ha utilizado todos, espera con impaciencia la puesta en marcha de una nueva especialidad. ¡Impaciencia compartida por su médico!

Se distinguen los derivados de la fenilbutazona[8], los de la indometacina[9], los del ibuprofeno[10], sin olvidar el fenoprofeno[11] y el naproxeno[12].

Los antiinflamatorios no esteroides han transformado el pronóstico funcional de ciertas afecciones reumatológicas incapacitadoras, como la espondilartritis anquilosante del sujeto joven. No por ello ha dejado de ser una terapéutica pesada para emplear de modo parcial, evitando su empleo a largo plazo, que hay que vigilar de cerca.

— Los *antiespasmódicos* disminuyen o suprimen los espasmos musculares que afectan a la musculatura lisa, no voluntaria, de las vísceras, espasmos que dependen del sistema nervioso neurovegetativo. Numerosos dolores viscerales agudos (dolor menstrual, colitis espasmódica, cólico hepático o nefrítico) o crónicos (síndromes espasmófilos) pueden remitir con la toma de estos medicamentos por vía oral, rectal o inyectable. Sus efectos secundarios son mínimos. Constituyen, en realidad, un tratamiento sintomático asociado al tratamiento contra el dolor propiamente dicho. La etiología de estos espasmos agudos (infección, cálculos, etc.) o crónicos (espasmofilia) debe siempre investigarse y requiere una terapéutica específica asociada.

---

[8] Butazolidine.
[9] Indocid.
[10] Brufén.
[11] Nalgesic.
[12] Naprosine.

— Los *antirreumáticos propiamente dichos* son antiinflamatorios particulares empleados en el tratamiento de reumatismos crónicos importantes. En primer lugar, las sales de oro representan la principal terapéutica de fondo de la poliartritis crónica. Sólo curan a un número limitado de enfermos, pero, en muchos casos, pueden estabilizar la afección, disminuirla y retardar la aparición de destrucción articular. Se emplean en inyecciones intramusculares semanales en pequeñas dosis repetidas. Se suelen prescribir 5 cg. a la semana hasta una cantidad total de 1,5 g., seguido de un cese del tratamiento durante dos o tres meses y una vuelta a la misma posología. Las sales de oro imponen una vigilancia atenta, debido a posibles lesiones del aparato digestivo (diarrea, gengivitis, estomatitis), la piel (prurito, erupciones), la sangre (destrucción de los glóbulos blancos) y los riñones.

— La *penicilamina*[13] tiene las mismas indicaciones. Es menos eficaz y más difícil de manejar. Sus efectos secundarios, a los que se añade el retraso en la cicatrización de las heridas, son comparables.

— Los *inmunosupresores* son asimismo medicamentos muy peligrosos que tienden a disminuir las defensas inmunitarias del organismo contra los antígenos (agentes patógenos de origen interno). Se emplean con infinitas precauciones en ciertas poliartritis y en el tratamiento de las conectivopatías (lupus, etc.).

— Los *medicamentos usados contra la gota* constituyen, en cambio, un auténtico tratamiento etiológico de esta enfermedad metabólica. El ataque agudo remite ante la colchicina (sustancia extraída de los granos de cólchico). Las propiedades del cólchico en el tratamiento de los dolores de gota se conocen desde hace largo tiempo, pues constituían la base de algunos remedios populares.

---

[13] Trolovol.

La colchicina, aislada en 1820, se toma desde el principio del ataque: 1 mg. cada tres horas desde el primer día. Después se disminuye a 1 mg. mañana y tarde los dos días siguientes, para proseguir con 1 mg. al día, a veces de forma indefinida. El único inconveniente real de la colchicina es una diarrea tenaz, muy conocida por los gotosos. No obstante, esta incomodidad puede mejorarse. La unión de un antiinflamatorio permite disminuir notablemente la duración del ataque. Para curar la gota hay que normalizar la tasa de ácido úrico en la sangre. Los uricosúricos (probenecid) aumentan su eliminación. Los uricofrenadores (alopurinol), más manejables, reducen su producción. De todas formas, tales tratamientos deben seguirse de por vida.

— Los *antiepilépticos* a veces se usan en el tratamiento de dolores crónicos, a pesar de que dichos dolores no tengan la más mínima relación con los ataques de epilepsia habituales.

Ciertas neuralgias, en particular la del trigémino, son producidas por descargas paroxísticas de grupos de células nerviosas situadas en el núcleo bulboespinal de este nervio. Estas descargas brutales, seguidas de una fase refractaria (en la que nada se puede producir), tienen un mecanismo similar al de las descargas neuronales de los epilépticos. Se denominan descargas epileptiformes.

El empleo de la carbamacepina, recomendada desde 1962, se ha mostrado muy eficaz en el tratamiento de la neuralgia facial, con un 60% de buenos resultados y un 20% de resultados intermedios.

Fue una revolución que transformó la vida de numerosos enfermos. Cuando se alcanza el umbral eficaz (tres o cuatro comprimidos de 200 mg. al día), la acción sobre los paroxismos dolorosos es notable. Desaparecen completamente siempre que se siga el tratamiento, es decir, a veces de modo indefinido.

Hay, sin embargo, efectos secundarios no despreciables: somnolencia, sensación de vértigo, náuseas, vómitos y lesiones de la piel. Pueden obligar a interrumpir la toma del medicamento, lo que explica una parte de los fracasos terapéuticos.

En algunos casos, la carbamacepina[14] es totalmente ineficaz; las formas rebeldes son sometidas a tratamiento neuroquirúrgico (ver más adelante).

Otras neuralgias de los nervios craneales cuyo mecanismo es similar reaccionan asimismo de modo favorable a los antiepilépticos. La neuralgia del glosofaríngeo, menos frecuente, y un dolor de topografía distinta (fondo del conducto auditivo externo, faringe) constituyen un ejemplo.

Los dolores tipo descarga fulgurante que se observan en los síndromes de deaferentización son también una de las indicaciones habituales de la carbamacepina.

— Los *vasorreguladores, vasodilatadores y beta-bloqueadores* forman un grupo de medicamentos que actúan sobre el calibre de los vasos a través de diversos mecanismos.

Algunos están indicados en el tratamiento de las migrañas, casos particulares de dolores vasculares.

La dihidroergotamina[15] regula el tono muscular; este derivado del cornezuelo de centeno, útil en el tratamiento de fondo de las algias vasculares, tiene pocos efectos secundarios.

El tartrato de ergotamina[16], en cambio, otro derivado del cornezuelo de centeno, posee una acción principalmente constrictiva (reducción del calibre de los vasos). Es eficaz al comienzo de un ataque de migraña, desde la aparición de las señales anunciadoras. Este potente medicamento, cuya acción aumenta la cafeína[17], debe emplearse con precaución (no más de 6 mg. diarios y de 15 mg. a la semana). Puede conllevar complicaciones graves (ergotismo) de componente psiquiátrico. Además, está contraindicado en numerosos enfermos (arteríticos, hipertensos,

---

[14] Tegretol.
[15] Dihidroergotamina Sandoz, Ikarán, Seglor...
[16] Ginergene.
[17] Ginergene con cafeína.

con insuficiencia hepática y coronaria) y en las mujeres embarazadas. Si la toma oral es ineficaz, puede inyectarse por vía intramuscular respetando, también en este caso, las dosis precisas (0,5 mg.).

La metisérgida[18] es igualmente un derivado del cornezuelo de centeno, semisintético, cuya acción inhibidora de la serotonina constituye un tratamiento de elección de la enfermedad migrañosa. Su empleo a largo plazo es eficaz en más del 70 % de los casos. Hay riesgos en casos de empleo prolongado (fibrosis retroperitoneal que comprime las arterias y las vías de excreción renales) que obligan a interrumpir el tratamiento de forma periódica.

Otros productos tienen una acción antiserotónica (pizotifeno[19]). Pueden, además, ir asociados a un antihistamínico (antialérgico).

— Los *vasodilatadores* actúan también sobre el calibre de los vasos, pero únicamente para aumentarlo. Se utilizan en el tratamiento de dolores de origen vascular, producidos por insuficiencia de aporte sanguíneo: arteritis y coronaritis.

La *trinitrina* (nitroglicerina) constituye al mismo tiempo la prueba diagnóstica de la angina de pecho y el tratamiento de los ataques. Provoca una rápida vasodilatación de las arterias coronarias. Se emplean otros vasodilatadores para el tratamiento de fondo de estos enfermos, que tratan de aumentar la cantidad de sangre en las arterias. Son derivados de la dihidroergotamina y provienen de otras plantas o son productos de síntesis (cyclandelato[20], naftidrofuril[21], etc.). Son siempre posibles los efectos secundarios (hipotensión) y hay que descubrirlos.

— Los *betabloqueadores* (propanolol)[22] actúan, como

[18] Desernil.
[19] Sanmigrán.
[20] Ciclergine, Ciclospasmol.
[21] Praxilene.
[22] Avlocardil.

su nombre indica, de forma particular, bloqueando las descargas de adrenalina. Disminuyen el ritmo cardíaco, aumentan el calibre de los vasos y reducen la tensión arterial. El empleo de estos medicamentos se ha desarrollado mucho recientemente, en particular en el tratamiento de fondo de la migraña, pero también en otras afecciones. En efecto, su acción es doble: actúan sobre el calibre de los vasos, pero también sobre el sistema simpático disminuyendo su excitabilidad. De este modo, se puede justificar un tratamiento antiadrenalina en numerosos estados dolorosos donde interviene el «embalaje» del sistema simpático y su hiperexcitabilidad: las algodistrofias, los síndromes espasmófilos, etc.

Los betabloqueadores suelen ser bien tolerados, pero hemos visto que disminuyen el ritmo cardíaco y hacen descender la tensión arterial, lo cual puede provocar accidentes: bradicardia (corazón demasiado lento) o hipotensión, incluso un colapso (descenso brutal de la tensión). Presentan, además, contraindicaciones muy numerosas: en los enfermos de insuficiencia cardíaca y respiratoria, los asmáticos, los diabéticos y las mujeres embarazadas. Pueden ser responsables de estados de fatiga persistentes y de estados depresivos.

— Los *anticálcicos* (nifedipina[23]) crean una vasodilatación por inhibición de la penetración del calcio en las células de los músculos lisos, disminuyendo la conexión excitación-contracción. Se emplean en el tratamiento de la hipertensión arterial, y también en el de dolores unidos a problemas circulatorios de las extremidades, como la enfermedad de Raynaud. Pueden ser responsables de efectos indeseables, como dolor de cabeza, enrojecimiento del rostro, oleadas de calor, edemas de los miembros inferiores, fatiga, aturdimiento, alergia y gengivitis (inflamación de las encías), que obliguen a interrumpir el tra-

[23] Adalate.

tamiento. Asimismo están contraindicados en las mujeres embarazadas o susceptibles de estarlo.

— Las *vitaminoterapias* pueden inscribirse en el marco de la medicina alopática; en particular, las propiedades neurótropas (orientadas hacia los nervios) y neuroprotectoras del complejo vitamínico B son familiares a los médicos y al público. La carencia de vitamina B_1 se ha descrito históricamente con el término de beriberi, enfermedad cuyas manifestaciones neurológicas se asemejan a las de una polineuritis etílica. El empleo de la vitamina B_1 asociada o no a la vitamina B_6 por vía oral o inyectable es de rigor en todas las afecciones dolorosas agudas (neuralgias) o crónicas (neuritis, polineuritis, neuropatías, etc.) de los troncos nerviosos.

— La *vitamina* B_{12} (cianocobalamina) en dosis grandes se suele asociar a estos tratamientos, aunque en realidad sólo está formalmente indicada si su carencia es aislada (anemia de Biermer), y presenta cuadros clínicos muy concretos, en los que, no obstante, es frecuente que aparezca una polineuritis.

— La *vitamina* D_2 (ergocalcifero[24]) regula el metabolismo cálcico. Se emplea para aumentar la tasa de calcio sanguíneo, disminuyendo de este modo la hiperexcitabilidad neuromuscular, causa de dolores difusos en los espasmófilos.

Más adelante veremos el empleo de las vitaminoterapias en el marco de la medicina del terreno, prescritas en dosis distintas de las empleadas en alopatía, más importantes.

— Las *hormonoterapias* constituyen asimismo un grupo heterogéneo: las hormonoterapias para el cáncer y las hormonoterapias para afecciones dolorosas no cancerosas.

[24] Sterogil.

Se ha constatado que ciertos cánceres, en particular el de mama y el de próstata, sólo pueden desarrollarse en presencia de hormonas. Se trata, por tanto, de disminuir su crecimiento privándoles de las hormonas que les son necesarias, o bien inundando el organismo de estos enfermos de hormonas de acción contraria.

Así, se pueden prescribir hormonas masculinas (testosterona[25]) en algunos casos avanzados y dolorosos de cáncer de mama metastásico, u hormonas femeninas (estradio[26]) en el tratamiento a largo plazo del cáncer de próstata. Los tratamientos hormonales del cáncer, aunque suelen ser útiles, provocan efectos secundarios considerables: modificación de la voz, aumento de peso, e hiperpilosidad en las mujeres y ginecomastia (hinchazón de los pechos) en el hombre.

— Otros tipos de *hormonoterapias* se emplean en el curso de afecciones dolorosas crónicas no cancerosas. La osteoporosis es una desmineralización ósea, una descalcificación que está en la base de estados dolorosos crónicos, dolores profundos, aplastamientos vertebrales y fracturas espontáneas. Se admite que, en el caso de las mujeres, la menopausia, caracterizada por una disminución de la tasa de estrógenos, es una de las causas que la favorecen. Una hormonoterapia por administración de estrógenos en dosis bajas (las más frecuentes, de preparación externa que penetran por vía transcutánea) es un medio de tratamiento y de prevención muy eficaz de estas manifestaciones sin que se observen efectos secundarios preocupantes, en particular sin riesgo cancerígeno. Algunos síndromes espasmófilos, acompañados de dolores difusos y fatiga profunda, están relacionados con una perturbación del metabolismo cálcico, que supone una disminución del *pool* cálcico (calcio disponibe en el organismo) y una pérdida de calcio en la orina (hipercalciuria). Estos estados tienen como consecuencia una osteoporosis secundaria, porque, para

[25] Sterandril.
[26] Distilbene.

mantener normal la tasa de calcio en la sangre (calcemia), el organismo debe extraer este ion del calcio de los huesos, cuya cantidad, por tanto, disminuye.

El uso de la calcitonina[27] (hormona paratiroideana), natural o sintética, por vía intramuscular aumenta el *pool* de calcio. Constituye un tratamiento de la osteoporosis, pero también una terapéutica de fondo de estas formas de espasmofilia. Hemos visto anteriormente que los síndromes algodistróficos van acompañados de una osteoporosis importante, responsable en parte de los dolores. La calcitonina, por su acción inhibidora de la destrucción ósea (antiosteoclásica), se prescribe con el fin de eliminar estos síntomas. Los efectos secundarios de la calcitonina no son despreciables: inyecciones dolorosas, malestar, náuseas y reacciones alérgicas a veces violentas. Pueden limitar considerablemente su empleo.

— Los *tranquilizantes*, medicamentos puramente ansiolíticos (contra la angustia), abordan el fenómeno doloroso en el plano central. Sabemos que la angustia aumenta todos los dolores, que el círculo vicioso ansiedad-dolor, dolor-ansiedad, es uno de los numerosos factores de perpetuación de los síndromes dolorosos crónicos.

Algunos tranquilizantes, como las benzodiacepinas, poseen además una acción específica miorrelajante (relajación del tono muscular) asociada. Actúan en el plano de la relación dolor-contractura, que suele estar presente en los enfermos con dolores crónicos.

El tratamiento de síndromes algodistróficos, de los que son causa la participación simpática y la personalidad del sujeto, puede también requerir la toma de un tranquilizante.

Estos tranquilizantes, sobre todo si se emplean a largo plazo, tienen numerosos efectos indeseables. La acción sedante disminuye la atención, provoca somnolencia diurna, así como dificultades de atención y concentración,

---

[27] Staporos.

disminución de la velocidad psicomotora y sensación de embriaguez. Se produce sobre todo una verdadera dependencia psíquica de los tranquilizantes, que conduce a los pacientes a abusar de ellos, aumentando las dosis y «probando» nuevos productos hasta llegar a situaciones de intoxicación crónica. El alcohol potencia la acción de los tranquilizantes (aumenta sus efectos); su consumo simultáneo hace descender peligrosamente el nivel de vigilancia, exponiendo a los pacientes a accidentes graves.

— Los *antidepresivos* (medicamentos que estimulan el humor) tienen propiedades muy distintas de los tranquilizantes, con los que no hay que confundirlos, error frecuente entre el público. Hay que comprender bien que los antidepresivos, además de su acción psicótropa (sobre el humor) constitutiva, tienen una potente acción específica contra el dolor. El médico puede verse obligado a prescribirlos en el curso del tratamiento de dolores crónicos, en ausencia de cualquier síntoma depresivo. Un antidepresivo puede y, a veces, debe ser utilizado en un enfermo con dolores que no es depresivo.

El desconocimiento de la actividad antálgica de los antidepresivos es un prejuicio tenaz en los enfermos y en muchos médicos, a pesar de los argumentos clínicos y científicos que demuestran la realidad de su eficacia.

Se distinguen dos clases de antidepresivos:

— los *tricíclicos*;

— los *inhibidores de la monoamina-oxidasa* (IMAO), que aumentan la concentración de aminas cerebrales; no se emplean en medicina del dolor.

La imipramina[28] y la clomipramina[29], tricíclicos derivados del iminodibenzilo, tienen una acción «estimulante» pura, sin acción ansiolítica. Los tricíclicos derivados del cicloheptadieno asocian la acción antidepresiva y ansiolítica.

En medicina del dolor se emplean casi únicamente los

---

[28] Tofranil.

[29] Anafranil.

tricíclicos, cuyo uso sistemático constituye un progreso importante en el tratamiento de las algias crónicas. La acción antálgica de los tricíclicos, descubierta por casualidad en 1960 (Paoli), suele permitir que cese la administración de antálgicos principales como la morfina.

Se conoce de forma parcial su mecanismo de acción: inhibición de la captación de la serotonina y acción sinérgica de las sustancias morfínicas en el plano de los receptores de endorfinas.

El empleo antálgico de los tricíclicos se lleva a cabo en dosis elevadas (150 a 200, e incluso a 300 mg. al día). La importancia de esta dosis, a la que se llega de modo progresivo mediante perfusión intravenosa, explica que esta terapéutica se suela realizar en un medio hospitalario. El efecto antálgico aparece tras dos semanas de tratamiento. El médico debe tener poder de convicción para hacer aceptar al enfermo la hospitalización y además los efectos secundarios a veces molestos. Estas perfusiones alivian considerablemente los dolores, los hacen soportables, aunque rara vez los hagan desaparecer completamente. Cuando se obtiene el resultado terapéutico buscado, el tratamiento prosigue en régimen de ambulatorio mediante toma oral, siempre en dosis elevadas (de 100 a 200 mg. al día).

Los tricíclicos alivian numerosos tipos de dolores crónicos intensos, en concreto las lesiones nerviosas periféricas, neuropatías periféricas, dolores del zona, dolores de deaferentización, algodistrofias y ciertas migrañas rebeldes. El empleo de antidepresivos tricíclicos en el tratamiento del dolor requiere una vigilancia médica atenta debido a los efectos indeseables, efectos secundarios y contraindicaciones. Aunque los derivados del cicloheptadieno pueden tener una acción ansiolítica muy importante, muy sedante, los derivados del iminodibenzilo, en cambio, pueden desencadenar un aumento de la ansiedad y crear o acentuar los problemas de sueño.

Todos son susceptibles de producir un estado de excitación y de agitación motriz, incluso síntomas delirantes.

Son frecuentes la hipotensión arterial y los problemas

del ritmo cardíaco, así como la sequedad de boca, sudores, oleadas de calor, problemas visuales y estreñimiento. A veces se producen oclusiones intestinales por parálisis del colon o retenciones de orina completas en sujetos que presentan una hipertrofia de la próstata. En un tercio de los casos se producen temblores de las extremidades, en reposo, acompañados a veces de vértigo y de dificultades de articulación. Todos estos efectos secundarios se observan, sobre todo, en la fase de puesta en marcha del tratamiento, antes de la aparición de la acción antálgica. Cabe imaginar la persuasión que debe usar el médico para que un enfermo que sufre pero que no está deprimido acepte estos medicamentos. La confianza del enfermo en el médico no debe tener fisuras para aceptar una hospitalización y una terapéutica tan penosa, cuando suele ya estar desesperado por ensayos y fracasos precedentes. Estos efectos secundarios pueden persistir o volver a aparecer en la fase llamada de mantenimiento, cuando el sujeto ha salido del hospital y prosigue el tratamiento en su casa.

El debate entre los que defienden la acción antálgica de los tricíclicos y quienes defienden su acción antidepresiva no ha concluido. Hemos visto muchas veces hasta qué punto un dolor suele condicionar una reacción depresiva, hasta qué punto una depresión nerviosa puede provocar dolores psicógenos. Aunque hay pruebas neurofisiológicas de la acción antálgica específica de los tricíclicos, ¡es evidente que también son (¿sobre todo?) antidepresivos! Debido a la naturaleza del dolor y a la de los tricíclicos, las distinciones que se pueden establecer en cuanto a sus diferentes empleos suelen ser puramente formales.

Este catálogo de tratamientos alopáticos del dolor no debe hacer olvidar algunas reglas de sentido común.

El diagnóstico médico debe ser lo más preciso posible. Los tratamientos más sencillos que se han experimentado son tan activos como los enfoques terapéuticos teóricos más complejos.

Hay que graduar, en la medida de lo posible, la acción de los medicamentos en función de la intensidad del dolor;

no se mata una mosca a martillazos, ni tampoco se calma una contusión con morfina.

No hay que perder de vista que, en muchas situaciones dolorosas, el medicamento no lo es todo; se cura con más eficacia una migraña sin importancia con aspirinas, acompañadas de confianza, explicaciones y un régimen, que prescribiendo sistemáticamente y sin comentarios betabloqueadores o tricíclicos.

Este panorama pone en evidencia que todos los medicamentos suelen tener una acción terapéutica limitada e incompleta, indisociable de efectos secundarios molestos, a veces considerables y peligrosos.

Los efectos secundarios, ya perceptibles en el empleo puntual de los medicamentos, se complican, desde luego, mucho más en el caso de dolores crónicos que evolucionan durante años y que requieren cuidados prolongados. El médico, para desarrollar su estrategia terapéutica, nunca debe olvidar que el dolor, al igual que su tratamiento, se inscribe en la duración.

Resultados imperfectos, cansancio, el hecho de que el dolor se haga crónico y los efectos secundarios explican la necesidad de encontrar enfoques terapéuticos más eficaces y menos tóxicos. Numerosos enfermos, espontáneamente o con el acuerdo del médico, se orientan, de grado o por la fuerza, hacia medicamentos alternativos, que se emplean solos o asociados a los tratamientos convencionales.

Los medicamentos alternativos

El término de medicamento se emplea con referencia a toda sustancia introducida en el organismo con fines terapéuticos que sea activa, benéfica o nociva. Puede producir efectos secundarios o estar contraindicada. En este sentido, la distinción entre una medicina alopática «dura» y las medicinas pretendidamente «blandas» es abusiva, pues no da cuenta de la realidad de la acción de los medicamentos y provoca muchos desengaños.

Hay una manera más «blanda», más humana y atenta, más a la escucha del sujeto, de practicar la medicina, que se opondría, sería diferente a una práctica más «dura», en realidad más técnica, sistemática y dogmática. Esta distinción apenas se tiene en pie. Se encuentran tantos *a priori* y rigideces en las medicinas alternativas como en la medicina «oficial» de tipo occidental. Hay, en mi opinión, una única medicina, cuya tonalidad varía en función de la personalidad del médico y de las situaciones patológicas. El tratamiento de síndromes dolorosos crónicos, en particular, presenta muchas situaciones en las que hay que saber pasar de la cortisona a la fitoterapia, o de la relajación a la cirugía, si el interés del enfermo lo exige.

A lo sumo, se puede afirmar que algunos médicos están más familiarizados con un tipo de tratamiento que con otro, lo cual no significa que las distintas clases de medicamentos deban ser impermeables y contemplarse con desprecio o desconfianza.

Los medicamentos alternativos empleados en el tratamiento del dolor se inscriben en el marco de la homeopatía, la fitoterapia, la oligoterapia y las medicinas del terreno. Recuerdo aquí el significado de la palabra «alopatía», fundamento de la terapéutica científica occidental: tratamiento por contrarios. El médico opone a una enfermedad o a un síntoma determinado una sustancia que tienda a producir en el organismo efectos contrarios, a contrarrestar la enfermedad: antálgicos en caso de dolor, antiinflamatorios en caso de inflamación, etc.

Todos los tratamientos del dolor por medio de sustancias distintas de los medicamentos alopáticos son, no obstante, competencia del médico, tanto en lo que concierne a las discusiones diagnósticas previas como a la evaluación del seguimiento y la evolución terapéuticos. Existe, desde luego, una automedicación aceptable en casos sencillos, evidentes o especialmente urgentes, antes de la llegada del médico. Se trata de una actitud de sentido común. Pero consultar a un médico cada vez que los síntomas sean graves o lo parezcan, persistan o se repitan, aunque parezcan benignos, constituye una prueba de lucidez.

La homeopatía

Lo esencial de la medicina homeopática es obra de un solo hombre, Hahnemann (1755-1843), médico alemán que describió, en su *Tratado de las enfermedades crónicas*, los principios de la homeopatía tal como se siguen enseñando y utilizando.

No es mi propósito discutir la naturaleza de la homeopatía, aunque los dos principios de base (similitud e infinitesimalidad) que la dominan parecen irracionales.

Principio de similitud: las sustancias que, en dosis grandes, provocan determinados síntomas en un sujeto con buena salud hacen desaparecer esos mismos síntomas en un individuo enfermo si se prescriben en dosis infinitesimales. El principio de infinitesimalidad se desprende del primero: cuanto más diluida sea la dosis del remedio indicado, más profunda y poderosa será la acción de éste.

Es legítimo afirmar que las terapéuticas homeopáticas tienen éxitos brillantes en el campo del dolor, aunque no se comprendan de modo satisfactorio. Y sin que el efecto placebo[30] pueda explicarlo todo, puesto que la homeopatía es eficaz en los niños de pecho, incluso en los animales en homeopatía veterinaria.

La homeopatía es ante todo una medicina del terreno. Aborda a la persona como un todo, lo cual, repito, debe ser la actitud de todo médico.

El dolor existe por el enfermo y en su persona. La entidad dolor no es una entidad aparte de la entidad paciente. No sólo se tiene en cuenta el dolor, sino, sobre todo, las reacciones personales del enfermo a su dolor.

El interrogatorio médico del homeópata debe ser minucioso e íntimo para individualizar un remedio apropiado a las reacciones del sujeto, a su temperamento y a su terreno. Es evidente que este o estos remedios pueden variar en función de la evolución de la enfermedad y los dolores.

Hay asimismo en homeopatía un aspecto energético que completa su aspecto de medicina del terreno. El tipo constitucional característico del paciente va a la par de las influencias exteriores y sus repercusiones en el ciclo energético de dicho sujeto. En esta concepción, la homeopatía busca «debilidades» en el ciclo de energía canalizada por el organismo, con la intención de regularlas y prevenirlas. Volveremos a encontrar, en el caso de la acupuntura, esta noción de regulación y reequilibrio de la energía.

---

[30] Acción terapéutica real de productos sin actividad farmacológica que se asemejan a medicamentos.

Parece cierto que la minuciosidad del interrogatorio médico y del examen clínico efectuados por el médico homeópata desempeña un papel importante en el éxito de la terapéutica. Aunque el efecto placebo no lo explique todo, sabemos que «el medicamento es el médico», que el médico se prescribe a sí mismo como efecto placebo.

La farmacopea homeopática comprende casi dos mil remedios, la mayor parte de origen vegetal natural, indígena o exótico, y una proporción menor está constituida por sustancias minerales o animales. Estas sustancias vegetales, minerales o animales se maceran tres semanas en alcohol para producir una tintura madre que se diluirá seguidamente.

Una vez establecidos estos principios, es posible describir someramente los principales medicamentos homeopáticos utilizados en el tratamiento de estados dolorosos. Hay que tener en cuenta que es el examen médico lo que determina el tipo de reacción de un sujeto concreto a un dolor determinado; la reacción y el terreno del sujeto dominan la elección terapéutica. Se trata, desde luego, de una medicina sintomática porque, por definición, el médico va a combatir el síntoma, pero, aquí, el síntoma se integra en la personalidad física y psicológica del sujeto, y no se considera de modo aislado.

Colocynthis (coloquíntida), *Dioscorea* (ñame salvaje) y *Biryonia* (brionia): dolores agudos, cólicos hepáticos, neuralgias faciales, ciática, etc., y dolores aliviados por la presión y el calor y agravados por el movimiento.

Chamomilla (camomila): dolores de muelas, cólicos hepáticos, agravados por el calor.

Cuprum metallicum (cobre): dolores y calambres abdominales, calambres musculares.

Nux vomica (nuez vómica): dolores espasmódicos abdominales, meteorismo, flatulencias.

Belladona (belladona): dolor de cabeza, cefaleas.

Aconitum (acónito): neuralgias faciales. Es una planta muy tóxica empleada también en fitoterapia por sus propiedades anestésicas en el tratamiento de neuralgias y afecciones reumáticas crónicas.

Berberis (agracejo): dolores agudos de cólicos hepáticos y nefríticos.

Salsaparilla (zarzaparrilla): dolores agudos de desplazamiento de un cálculo.

Arnica montana (árnica): dolores postraumáticos (contusiones, hematomas) y dolores musculares crónicos (lumbalgias, tortícolis, etc.).

Ledum palustre (ledum de los pantanos): dolores de gota y de enfermedades reumáticas crónicas.

Ruta (ruda): dolores reumáticos agudos y crónicos.

Magnesia phosphorica (fosfato de magnesio): calambres y dolores de estómago.

Coffea (café): dolores agravados por nerviosismo e insomnio, neuralgias dentales.

Rhus Toxicodendum (zumaque venenoso): esguinces, lumbago agudo, dolores reumáticos crónicos, agujetas.

Cimifuga (actea en racimo): calambres, dolores musculares, dolores menstruales, lumbalgias crónicas, tortícolis.

Sanguinaria (sanguinaria): cefaleas de tensión, migrañas, neuralgias faciales.

Iris versicolor (gladíolo azul): migrañas y cefaleas acompañadas de trastornos digestivos.

Gelnesium (jazmín de Virginia): dolores de ciática, migrañas oftálmicas, tortícolis.

Rhododendron (romero silvestre): gota, neuralgias.

Natrum sulfuricum (sulfato de sosa): afecciones reumáticas crónicas.

Aranea diadema (araña): enfermedades reumáticas crónicas, neuralgias.

Spirea ulmaria (reina de los prados): dolores reumáticos crónicos, gota.

Formicum acidum (ácido fórmico): estados reumáticos dolorosos.

Sulfur (azufre): ciática, afecciones reumáticas crónicas.

Gnaphallium (uña de gato): ciática.

Kalmia latifolia (calmia): dolores fulgurantes tipo descarga eléctrica, dolores mal localizados.

Plumbum metallicum (plomo): ciática crónica, atrofias musculares.

Agaricus muscuaritis (falsa oronja): espasmos y dolores musculares, parestesias dolorosas tipo pinchazo o sensación de derrame.

Ranunculus bulbosus (ranúnculo): neuralgias intercostales, zona.

Estos ejemplos no permiten hacerse una idea de la complejidad de la farmacopea homeopática, pero sí aproximarse a su modo de acción. Por ejemplo, en el caso de dolores reumáticos crónicos, la constitución del sujeto hace elegir al homeópata *natrum sulfuricum* para un paciente con tendencia al edema, en vez de *rhus toxicodendum*, si los dolores se calman con el movimiento.

La homeopatía no es desde luego la panacea que algunos quieren ver en ella. Ningún médico homeópata serio dudará en recetar antibióticos en caso neumonía. Pero es una medicina de bienestar para numerosas afecciones dolorosas crónicas. Debido a la especificidad propia del enfoque médico homeopático y a que el empleo de tratamientos de efectos secundarios reducidos se puede asociar a toda técnica antidolor, la existencia de esta medicina de bienestar a la medida del hombre puede ser muy valiosa.

La fitoterapia (medicina a través de las plantas)

Desde el origen de la medicina, se ha curado por medio de las plantas, algunas de las cuales tienen propiedades terapéuticas extraordinarias. No hay tampoco que olvidar que una buena parte de los principios activos empleados en medicina alopática es de origen vegetal o se ha sintetizado a partir de un modelo original vegetal. Las dos sustancias antálgicas principales de las que ya he hablado provienen del sauce (aspirina) y de la adormidera (morfina).

No hay por tanto, repito, que oponer de forma sistemática una medicina «oficial» química a una medicina por medio de las plantas que sería natural. Las plantas medicinales pueden ser muy tóxicas, tener efectos secundarios desastrosos y contraidicaciones absolutas. Es, también en este caso, labor del médico sopesar las indicaciones y su utilización. La fitoterapia puede ser tan tóxica e iatrogénica como cualquier medicamento químico. La moda actual, nacida de una aspiración global y ambigua de «retorno a la naturaleza», está sin duda relacionada con ciertos excesos de la medicina técnica.

Son en primer lugar las cualidades humanas del fitoterapeuta las que hacen que esta medicina tenga éxito. Lo tiene en muchos casos sencillos y evita el empleo de ciertos medios terapéuticos actuales importantes, permitiendo mantenerlos en reserva por si se hacen indispensables.

Las plantas, en estado natural, se usan por vía externa (emplastos, cataplasmas), en baños (parciales o completos), por vía interna en forma de decocción, de infusión y, más recientemente, de aceites esenciales (aromaterapia).

En el amplio problema del tratamiento de los dolores crónicos, la fitoterapia tiene un puesto por su relativa inocuidad (teniendo en cuenta las reservas precedentes) y representa un complemento de cuidados natural.

Numerosas plantas son conocidas por sus propiedades antálgicas, aunque, en realidad, la disminución del dolor va unida a una acción de tipo alopático, antiespasmódico, antineurálgico o antirreumático.

Voy a pasar revista a las indicaciones principales, y encontraremos especies ya citadas en la homeopatía. El uso de estas plantas puede aliviar ciertos dolores, pero no curarlos; son medicamentos de bienestar.

El *ajo*, consumido con regularidad (de uno a dos dientes por comida), machacado la víspera con aceite de oliva para no incomodar al vecino, es un tratamiento de fondo de los estados reumáticos crónicos y de la gota. Lo mismo que el *abedul* en infusión o empleado en decocción para bañar las articulaciones dolorosas (manos, pies, etc.). La *camomila* es antálgica en numerosas circunstancias (neuralgias, dolores articulares y dentales, dolores traumáticos y menstruales); tomada en infusión por vía interna, puede asimismo ser empleada en decocción para baños o en forma de aceite aromático para fricciones.

La *col* calma los dolores articulares y neurálgicos, si se aplica en cataplasmas hechas de hojas calentadas previamente. El *coriandro* se emplea en fricciones sobre las zonas dolorosas; la decocción de *enebro* permite realizar baños completos que alivian eficazmente los dolores reumáticos difusos. Acción que se puede completar con compresas locales de decocción de hojas de *geranio*, incluso de fricciones con tintura de *jengibre*. No hay que olvidar que el *clavo* calma los dolores de muelas, al igual que el *malvavisco*.

La *lavanda*, la *hiedra trepadora* y la *mejorana* en infusión y fricciones alivian las cefaleas y los dolores reumáticos, lo mismo que las infusiones de *menta*, las cataplasmas de *cebolla*, las infusiones de *ortiga*, los masajes con esencia de *orégano*, el ungüento de brotes de *álamo* (ungüento *populeum*) y las infusiones, fricciones y baños a base de *romero*. Sin olvidar el aceite de *corazoncillo*, de un bello color rojo sangre, con el que se dan las fricciones después de haber dejado macerar 250 g. de flores machacadas durante diez días al sol en aceite de oliva.

Las fricciones de esencia de *sasafrás*, los baños de esencia de *trementina*, las cataplasmas de *tomillo* y las infusiones de *tila* y de *verbena* son los principales calmantes de dolores que van desde las migrañas a las neuralgias.

Aunque la arcilla no sea una planta, nos la procuramos en la herboristería. Esta tierra compuesta de sílice y alúmina posee propiedades antálgicas indiscutibles, aunque empíricas.

La vía externa, en cataplasmas calientes o frías en las zonas dolorosas permite aliviar un buen número de ataques agudos de reumatismo, contracturas, dolores musculares, tendinitis y neuralgias. En cuanto a la vía interna (beber todas las mañanas un vaso de agua en el que se hayan puesto varias cucharadas de arcilla pura y dejado toda la noche), aunque parece lógica en el tratamiento de las diarreas agudas y crónicas, no se comprenden, en cambio, los méritos extraordinariamente variados que sus fieles le atribuyen.

Este breve inventario pretende simplemente subrayar

que el empleo de plantas medicinales puede aportar un alivio sintomático y un bienestar apreciable. Si es que el enfermo tiene la disponibilidad necesaria para seguir un tratamiento cuyas modalidades, tal como las detallan los fitoterapeutas en sus prescripciones, representan a veces un verdadero trabajo de dedicación exclusiva.

Las oligoterapias, metaloterapias y medicinas del terreno.

Las terapéuticas del terreno tratan de suprimir, aunque el resultado no sea inmediato, la causa de las enfermedades y los dolores. Completan a los antálgicos alopáticos, que combaten los mecanismos productores del dolor en el plano central o periférico.

Los tratamientos etiológicos alopáticos raras veces bastan para neutralizar los mecanismos del dolor. La fitoterapia es el más frecuente de los tratamientos sintomáticos. Debido a su aspecto energético, la homeopatía enfoca el problema del origen de las enfermedades: el medicamento homeopático canaliza favorablemente la energía del sujeto, perturbado por el síntoma.

Las medicinas del terreno, por la utilización de oligoelementos[31], metales, vitaminas y minerales tienen como objetivo corregir los desarreglos biológicos que se encuentran en la base de los estados patológicos. Tratan de estimular los mecanismos de defensa del organismo.

Veremos más adelante que la acupuntura también parece actuar «ajustando» la energía del sujeto. Para obtener dicho resultado, las medicinas del terreno recurren a sustancias exteriores al organismo, mientras que la acupuntura no emplea el más mínimo aporte exterior.

Las medicinas del terreno ofrecen los mejores resultados en el campo de los dolores crónicos unidos a enfermedades reumáticas degenerativas y en el de los dolores difusos unidos a hiperexcitabilidad neuromuscular.

---

[31] Del griego *oligo:* poco.

Numerosos minerales se hallan presentes en el organismo. Algunos en cantidades cuya dosificación es posible (calcio, magnesio, hierro, etc.), otros en cantidades infinitesimales en forma de indicios, no dosificables según las técnicas habituales: son los oligoelementos. Según las concepciones fisiológicas de las medicinas del terreno, los oligoelementos intervienen como catalizadores, su presencia permite que se desencadene un proceso biológico activando o reactivando un enzima. Cada enzima requiere uno o varios oligoelementos específicos para funcionar con normalidad. Si esos oligoelementos faltan, las reacciones biológicas no se producen, y los enzimas son ineficaces.

La introducción de oligoelementos en el organismo se justifica por la gran frecuencia de fenómenos de quelación. Los quelantes son moléculas presentes en el entorno (colorantes alimenticios, ciertos medicamentos, etc.) que secuestran a los oligoelementos, los encierran, de forma que no pueden ejercer su función.

La noción de quelación no es nueva en medicina, puesto que se emplea en terapéutica. Para tratar las intoxicaciones de arsénico, por ejemplo, se administra BAL, un producto ávido de arsénico, que lo capta, destruye el bloqueo enzimático y salva al enfermo. Del mismo modo, la enfermedad de Wilson (acumulación de cobre en el organismo) se trata empleando otro quelante, la penicilamina, que secuestra al cobre. Las hemocromatosis, enfermedades por exceso de hierro, tratadas mediante un quelante del hierro (deferoxamina), constituyen otro ejemplo de estos métodos.

Lo que es útil en ciertas circunstancias patológicas precisas constituye la mayoría de las veces un fenómeno nocivo, mantenido por aditivos alimenticios, colorantes, pesticidas, antibióticos, etc. Así se explica, por ejemplo, que el deterioro de los cartílagos que se observa en la artrosis no sea un proceso irreversible relacionado con el envejecimiento, sino una disminución de la velocidad de síntesis del cartílago debida a una privación de ciertos oligoelementos (cobre, cinc, flúor, manganeso, fósforo, etc.).

Si se aportan estos oligoelementos, la evolución de la artrosis se detiene, se produce una mejora y el cartílago «vuelve a crecer».

Es un hecho que la toma a largo plazo de este tipo de oligoelementos mejora a los artrósicos en el plano funcional y disminuye sus dolores.

Este punto de vista, que considera la artrosis como una enfermedad del terreno y de la nutrición, vuelve a encontrarse con respecto al síndrome espasmófilo, responsable de numerosos dolores difusos. La existencia de carencias minerales, en particular de magnesio, se halla bien establecida, y se relaciona con las condiciones de alimentación, el endulzamiento del agua, las insuficiencias de aporte cálcico, las dietas desequilibradas, etc. Pueden ser necesarios numerosos oligoelementos para el tratamiento, en particular el litio, que interviene en los procesos de ansiedad (no confundir con las dosis alopáticas de litio empleadas en psiquiatría), pero también el manganeso, el cobalto, el flúor y el silicio, sin olvidar, por supuesto, los minerales dosificables, cuya tasa debe ser constante (magnesio, calcio, potasio, fósforo).

Al término de esta exposición sobre los medicamentos del dolor, vemos que se dibujan varios ejes:

— la vía farmacológica se relaciona con el síntoma dolor o con algunas de sus causas;

— la vía alternativa parece dar más importancia a la búsqueda y la curación de las causas al tratar los síntomas;

— las causas de los dolores se buscan en las perturbaciones internas de la energía del sujeto o en las perturbaciones de sus reacciones bioquímicas de cara a su entorno.

Todas estas vías terapéuticas tienen insuficiencias, contraindicaciones y fracasos que a veces hacen indispensable el recurso a la cirugía del dolor.

La cirugía del dolor

La cirugía del dolor concierne a dos órdenes de hechos distintos:

1. Hay, por una parte, afecciones dolorosas crónicas que pueden mejorarse o curarse con una intervención quirúrgica (artrosis de la cadera, síndrome del canal carpiano, etc.). El acto quirúrgico interviene en estos casos como tratamiento curativo o paliativo del síndrome doloroso.

2. Se encuentran, por otro lado, situaciones y dolores imposibles de controlar mediante medicamentos, pues escapan a su influencia o se necesitan dosis tan grandes que el enfermo se hunde en la confusión. En estos casos de dolores crónicos resistentes a los antálgicos, la cirugía, o, mejor, la neurocirugía del dolor interviene con la sección de nervios periféricos o de ciertas vías del sistema nervioso central.

No entra dentro de los objetivos de este libro exponer todos los dolores cuyo tratamiento es, o puede ser, quirúrgico. Para ello habría que examinar la patología en su conjunto. Es posible, en cambio, precisar el lugar del acto operatorio en la curación de ciertas afecciones dolorosas crónicas. Voy a recordar asimismo el tratamiento quirúrgico de ciertas afecciones dolorosas que se arrastran durante mucho tiempo y de diagnóstico difícil.

Algunos actos quirúrgicos obligatorios alivian al enfermo mejorando su estado o curándolo. En numerosas afecciones reumáticas crónicas se presentan situaciones que implican una intervención quirúrgica, necesaria o indispensable. Son frecuentes en las consecuencias de lesiones ortopédicas, traumáticas o médicas en las que intervienen raíces o troncos nerviosos.

Las indicaciones de la cirugía en dichos campos se basan en la evaluación de la relación *beneficio/riesgo*. Antes de examinar los distintos componentes de evaluación de esta relación, hay que insistir en los inmensos progresos recientes de la cirugía ortopédica. Puede volver a dar una vida y una actividad casi normales a pacientes condenados a la inmovilidad, a una silla de ruedas, a dolores insoportables.

En el campo de las afecciones reumáticas, al igual que en el de las lesiones nerviosas, el riesgo es, en principio, el inherente a todo acto quirúrgico, en particular a toda anestesia general. Este peligro está en función de la constitución del paciente, su edad, su equilibrio cardiovascular, su estado general, la existencia de enfermedades asociadas, etc. Un riesgo más sutil lo constituyen una intervención poco eficaz, demasiado temprana o demasiado tardía, una recaída o una reanudación evolutiva, que contribuirán todavía más a desanimar al enfermo que sufre. En principio, las indicaciones operativas están bien definidas. La experiencia del cirujano permite, muy a menudo, evitar las intervenciones intempestivas o peligrosas.

El beneficio es evidente: el dolor desaparece. En el caso de las enfermedades articulares localizadas en una articulación, en particular las artrosis de la cadera y la rodilla, la cirugía reparadora o de sustitución ofrece los mejores resultados.

En la amplia cirugía de la cadera, la *prótesis total*, que reemplaza la cabeza del fémur y una parte de la cotila por una articulación mecánica, proporciona un alivio casi mágico. Tiene éxito en nueve de cada diez casos y hace que los enfermos vuelvan a tener una actividad social o profesional normal.

Las prótesis totales, constituidas por dos piezas metálicas o plásticas, están indicadas sobre todo después de los 60 años. Tienden a desgastarse con el tiempo. Se fijan al hueso con un tipo de cemento y a veces pueden despegarse (una de cada veinte veces), lo que impone una segunda intervención.

Se practican operaciones más limitadas en las caderas dolorosas por malformación. Tratan de modificar la arquitectura de la articulación: la *osteotomía* adapta el punto de apoyo de la cabeza del fémur en la cotila; o se puede reforzar este último a través de la implantación de un injerto óseo.

En caso de artrosis muy avanzada de la rodilla, a veces es indispensable sustituir la articulación bloqueada y dolorosa por una prótesis de polietileno o metálica. Se realizan también osteotomías en la tibia para modificar su dirección y la repartición del peso.

Las artrosis de las articulaciones pequeñas, codo, muñeca, tobillo, dedos, etc., son poco accesibles a los tratamientos quirúrgicos. Sus inconstantes resultados explican que, muy a menudo, sólo una artrodesis[32] permita aliviar los dolores.

Las indicaciones operatorias de las afecciones articulares difusas y evolutivas (poliartritis) son mucho más delicadas de establecer. La cirugía suele ser inaplicable cuando la afección causal tiende a difundirse y a generalizarse. En estos casos, hay que recurrir a técnicas menos espectaculares, como las *sinovectomías*. Consisten en una ablación quirúrgica de la membrana sinovial patológica de una o varias articulaciones. Es asimismo posible destruir las membranas sinoviales inflamadas por medio de una inyección intraarticular de productos radiactivos. Los resultados varían, pero en numerosos pacientes disminuye el dolor.

---

[32] Operación destinada a bloquear una articulación para suprimir su movilidad.

Los dolores producidos o mantenidos por una compresión nerviosa son accesibles al acto quirúrgico. El síndrome del canal carpiano, al que ya me he referido, constituye uno de los ejemplos más sorprendentes.

El tratamiento quirúrgico que consiste en liberar el nervio mediano en la muñeca cambia realmente la vida de los pacientes. Este tipo de intervención puede practicarse hasta edades muy avanzadas, incluso en sujetos frágiles; se puede evitar la anestesia general insensibilizando únicamente el brazo que hay que operar (bloque pléxico). Del mismo modo, las compresiones del nervio cubital en el codo, los síndromes del canal tarsiano, etc., se benefician de intervenciones liberadoras.

En el plano de la columna vertebral, las indicaciones operatorias deben ser cuidadosamente sopesadas. Aunque una auténtica ciática por hernia discal, verificada con el escáner, constituye una urgencia neuroquirúrgica, muchos dolores lumbares tienen como base mecanismos distintos que no responden a una intervención quirúrgica.

Para tratar los dolores lumbares crónicos, los enfermos reclaman de buen grado una intervención quirúrgica, a veces la proponen los médicos. Suele ser un pretexto para enmascarar otros problemas y expone a recaídas temibles.

El tratamiento de los síndromes dolorosos irreductibles a terapéuticas de medicamentos e inaccesibles a tratamientos etiológicos recurre a la neurocirugía del dolor. Consiste en interrumpir las vías del dolor en niveles distintos de su progresión, desde las fibras nerviosas periféricas hasta las estructuras del sistema nervioso central.

Se trata de una cirugía de destrucción. Sus indicaciones suelen reservarse para dolores de cáncer en fase terminal, porque sólo provoca una mejora a corto plazo.

La interrupción quirúrgica de las vías del dolor puede llevarse a cabo a todos los niveles. Se pueden distinguir varios tipos de intervención:

La *radiocotomía posterior*, la más antigua, que se remonta a finales del siglo XIX. Consiste en una sección de la raíz nerviosa correspondiente desde el punto de vista topográfico a la zona del dolor, entre el ganglio raquídeo y la médula espinal. Está teóricamente indicada para los dolores intensos localizados, unilaterales, que afectan a un número pequeño de zonas. En realidad se practica poco, pues suele ser la causa de complicaciones secundarias (anestesia dolorosa por deaferentización).

— La *radicelectomía posterior selectiva* destruye las fibras pequeñas sin afectar a las gruesas desde su entrada en la médula espinal.

— La *cordotomía anterolateral dorsal* puede asegurar un cierto bienestar en los últimos meses de vida para los enfermos de cáncer que padecen dolores unilaterales, cervicotorácicos, abdominales, pelvianos o de un miembro inferior. Realizada de forma quirúrgica o, con más frecuencia, por electrocoagulación, trata de seccionar las vías extralemniscales a un nivel determinado de la médula espinal. Esta intervención puede llevarse a cabo con anestesia local, por lo que es aplicable a sujetos de estado general precario.

Otras técnicas neuroquirúrgicas tienen como objetivo destruir ciertas estructuras cerebrales que intervienen en el mecanismo del dolor. Se han propuesto, por ejemplo, electrocoagulaciones selectivas de núcleos específicos del tálamo. Estas intervenciones han sido prácticamente abandonadas. Del mismo modo, algunos neurocirujanos del dolor han concebido intervenciones de psicocirugía tendentes a modificar la conducta afectiva del sujeto frente a sus sufrimientos. Las lobotomías frontales, en concreto, se siguen practicando actualmente para el tratamiento de dolores de cánceres con metástasis múltiples o para el de dolores psíquicos puros de componentes obsesivos. Se trata, en realidad, de indicaciones excepcionales. Veremos más adelante que los neurocirujanos se interesan sobre todo por las técnicas no destructivas, que tratan de controlar el dolor sensorialmente por neuroestimulación.

La destrucción quirúrgica o química del sistema simpático constituye otra forma de abordar el tratamiento del dolor crónico en razón de la participación, con frecuencia preponderante, del sistema simpático en un buen número de síndromes álgicos. Aunque la intervención quirúrgica directa sobre los ganglios simpáticos, siempre difícil y a veces peligrosa, se practique raramente, hay, en cambio, sustancias químicas como la guanetidina que pueden bloquear de forma duradera la capacidad de las fibras simpáticas para liberar noradrenalina. Se trata de un tratamiento de elección de ciertas algodistrofias rebeldes.

La neuralgia facial representa un caso particular de tratamiento neuroquirúrgico del dolor. Empleado en casos de fracaso o de mala tolerancia de las terapéuticas con medicinas, recurre a la termocoagulación percutánea del trigémino. Es una intervención relativamente simple y benigna en la que se destruyen de forma selectiva, por calor, las fibras de pequeño diámetro de una de las ramificaciones del trigémino.

La cirugía ortopédica, curativa o paliativa, de los síndromes dolorosos crónicos es una disciplina en pleno desarrollo. Sus constantes progresos están en función de los descubrimientos de la biomecánica y de la puesta a punto de nuevos injertos y prótesis.

La neurocirugía de destrucción, por el contrario, tiende a desaparecer frente a las técnicas de control sensorial del dolor, fundadas en un mejor conocimiento de sus mecanismos neurofisiológicos.

Control sensorial del dolor

El empleo de medicamentos y la neurocirugía de destrucción fueron durante largo tiempo, y hasta hace poco, los únicos procedimientos médicos empleados en Occidente para combatir y aliviar el dolor. Las técnicas de control sensorial, por el contrario, tratan de reforzar los mecanismos fisiológicos de inhibición del dolor.

Algunas recurren a procedimientos muy antiguos, como la acupuntura; otras, a métodos de medicina física, de los que se han redescubierto los beneficios (masajes, calor, etc.). Se han revaluado los méritos de tratamientos muy conocidos, como la anestesia local. Por último, y sobre todo, los médicos han puesto a punto y desarrollado recientemente la estimulación eléctrica de los nervios de la médula y el cerebro destinados a activar los sistemas naturales de control del dolor.

Acupuntura

La acupuntura, método terapéutico tradicional en Oriente, es una técnica de control sensorial del dolor. La neurofisiología moderna permite comprender parte de sus efectos sin tener que recurrir a las hipótesis de la filosofía china.

Resumo brevemente su concepción de la salud. Ésta supone un equilibrio perfecto entre dos estados de energía: el *yin*, en la superficie del cuerpo, y el *yang*, en el interior. Esta energía recorrería ciertos meridianos, vías de las que los médicos chinos han realizado un gráfico; la acción de las agujas sobre los distintos puntos de estos meridianos permitiría equilibrar la energía, retirándola de donde hubiera un exceso para atraerla a los puntos en que faltara.

Aunque la ciencia occidental jamás haya podido verificar estas hipótesis, sí ha sido capaz, en cambio, de establecer que la mayor parte de los puntos de la acupuntura se sitúan enfrente de ramificaciones de los nervios cutáneos y musculares. Estos puntos suelen estar en el mismo dermatoma[33] que el órgano enfermo. La aguja, que se maneja de forma manual o que emite una descarga eléctrica (electroacupuntura), produce una sensación particular de entumecimiento y hormigueo.

La acupuntura activa las fibras nerviosas gruesas, inhibiendo, de este modo, las fibras lentas, las vías del dolor, gracias a un mecanismo de competición. La estimulación por acupuntura bloquea asimismo la producción de neuromediadores del dolor (sustancia P en particular), lo que impide la transmisión de sensaciones dolorosas.

Por último, parece demostrado que la acupuntura aumenta la producción de endorfinas (morfinas naturales), principalmente en el nivel de la sustancia gris periacueductal, lo que amplifica su acción antálgica.

Estos hechos científicos establecen el modo de acción de esta técnica, calcado del esquema de los mecanismos de control del dolor. Se ha convertido en un arma eficaz en el tratamiento de algias crónicas. Aún más, todo hay que decirlo, porque el misterio y el ceremonial que rodean

---

[33] Zona de la piel que depende de un nervio sensitivo.

las sesiones y el propio efecto placebo refuerzan la intervención de sistemas inhibidores del sufrimiento.

La *digitopuntura* es una técnica de medicina natural derivada de la acupuntura. Consiste en estimular uno mismo ciertos puntos del cuerpo apoyando las manos en ellos o frotándolos con fuerza para aliviar un dolor agudo o reincidente. De aplicación simple, este método puede repetirse tantas veces como sea necesario.

Fisioterapia

La acupuntura y la digitopuntura son medios de producir estimulaciones intensas. Es lógico, por tanto, que se hayan estudiado y que después se haya empleado la *analgesia por hiperestimulación*: aplicación de choques eléctricos percutáneos, breves y violentos. Algunos dolores, en particular los dolores lumbares, pueden ser aliviados durante varias horas, incluso durante varios días, con este tipo de tratamiento.

— La *anestesia local*: las inyecciones locales de anestésicos se inscriben en el marco del control sensorial del dolor. Actúan mediante el bloqueo del mecanismo de desencadenamiento que da origen a los impulsos eléctricos del dolor (potenciales de acción). El nervio se mantiene en estado de reposo tanto tiempo como se halle presente el anestésico en su entorno con una concentración suficiente. Es evidente que toda la región anestesiada estará entumecida y paralizada, lo cual limita la utilización prolongada de este tratamiento a los dolores graves. No obstante, bloqueos temporales son susceptibles de proporcionar largos períodos de alivio.

— La *mesoterapia*: en los últimos años se ha asistido al rápido desarrollo de la mesoterapia como un importante arma contra el dolor. Esta técnica de inyección subcutánea o intradérmica por multiagujas reúne las ventajas de diversos métodos terapéuticos.

Las multiagujas empleadas provocan estimulaciones similares a las de la acupuntura; los productos empleados asocian anestésicos locales, así como antálgicos y antiinflamatorios.

La repartición homogénea de sustancias terapéuticas cerca de la zona dolorosa requiere dosis pequeñas de toxicidad reducida. Estas sesiones pueden repetirse sin peligro, y, también en este caso, hay un aura misteriosa apropiada para estimular los procesos de autocuración.

— Diversas terapéuticas físicas vienen a completar el arsenal de métodos de control sensorial del dolor.

Algunas, como los *masajes* y las *manipulaciones*, recurren a presiones mecánicas para combatir las algias. La persona que sufre las emplea casi de modo instintivo, aunque también pueden ser aplicadas con unas u otras variantes técnicas por terapeutas más o menos entusiastas.

Del mismo modo, en el caso de la osteopatía, las manipulaciones suelen proporcionar un alivio espectacular. Se emplean diversos estiramientos, torsiones y tracciones para hacer que intervengan los mecanismos fisiológicos de inhibición del dolor y disminuir las contracturas.

El calor, sea general (sauna, termas), local o superficial (barro, cataplasmas), forma parte de los medios físicos más tradicionales de lucha contra los dolores reumáticos.

Otras técnicas de *electroterapia*, como los ultrasonidos o la diatermia, deben sus propiedades antálgicas al calentamiento local que provocan en la profundidad de los tejidos.

Los mecanismos de acción de todas estas variedades de tratamientos físicos no siempre están claros. Es probable que tengan en común el dar origen a impulsos sensoriales que inhiben las señales del dolor.

Neuroestimulación

Los estudios neurofisiológicos sobre la inhibición del dolor han permitido la puesta a punto de modalidades modernas de tratamiento antálgico: las *neuroestimulaciones*.

Constituyen sin duda uno de los avances terapéuticos

más espectaculares en el alivio del dolor crónico. Desarrolladas a partir de la teoría de la compuerta (*gate control*) de Wall y Melzack (1965), su principio se basa en la elevación del umbral de percepción del dolor después de estimular las fibras nerviosas gruesas de umbral poco elevado.

Son los dolores neurológicos crónicos los más beneficiados por los métodos de neuroestimulación. Se distinguen tres tipos de técnicas, según el lugar de aplicación de la estimulación: la electroestimulación transcutánea, la estimulación medular y las estimulaciones cerebrales profundas.

— La *electroestimulación transcutánea* es un método simple, totalmente inocuo, que se aplica por medio de un generador de impulsos autónomos de bajo volumen que el enfermo lleva consigo. Las estimulaciones duran de 20 a 30 minutos y se llevan a cabo tres o cuatro veces al día. Los electrodos estimulan las estructuras nerviosas responsables de la inervación sensitiva de la zona dolorosa. Las estimulaciones, cuya intensidad y frecuencia regula el propio enfermo, se asemejan, en intensidades bajas, a sensaciones de vibración y de hormigueo en la zona dolorosa. Los electrodos se colocan de modo distinto según el tipo y la etiología de los dolores: frente al tronco nervioso para lesiones de los nervios periféricos, en el trayecto de un nervio para las afecciones radiculares, al nivel de la fosa supraclavicular para el plexo braquial, sobre el dermatoma afectado para el zona, frente a la zona dolorosa para las regiones profundas, etc.

Los dolores de deaferentización localizados son los que mejor responden a este tipo de tratamiento, en particular las lesiones traumáticas de los nervios periféricos, las afecciones radiculares posteriores a la cirugía lumbar, los dolores del zona y los del plexo braquial. Algunos dolores cancerosos mejoran en el 40 % de los casos.

Los resultados son excelentes, sobre todo a corto plazo. A largo plazo (de uno a tres años) los resultados son satisfactorios, principalmente en sujetos que padecen dolores de los nervios periféricos.

— La *estimulación medular* se lleva a cabo activando los cordones posteriores de la médula espinal mediante electrodos implantados quirúrgicamente o introducidos por vía percutánea, con anestesia local y control radioscópico. También en este caso, para ser eficaz, la estimulación debe producir hormigueo en la zona dolorosa. Esta técnica, relativamente sencilla, sólo da origen a muy escasas complicaciones (desplazamiento de los electrodos, segunda infección). La estimulación medular obtiene los mejores resultados con los dolores lumbares y las algias radiculares de los miembros inferiores, sobre todo cuando hay una fibrosis postoperatoria asociada. Los dolores de las personas con un miembro amputado son asimismo una indicación acertada para este tipo de tratamiento. Para ser eficaces, desde luego, las estimulaciones medulares deben llevarse a cabo en fascículos nerviosos suficientemente funcionales. Este último aspecto se verifica antes de emprender el tratamiento estudiando los potenciales evocados somestésicos.

— Las *estimulaciones cerebrales profundas*. Esta técnica ha hecho nacer muchas esperanzas; cabe pensar que experimentará un desarrollo considerable en el futuro. No implica destrucción alguna del tejido cerebral y no hace correr el riesgo al enfermo de sufrir daño. Los electrodos se introducen por vía estereotáxica[34] en los sujetos víctimas de dolores crónicos.

Se han estudiado y empleado diversos puntos de inserción, en concreto el núcleo ventroposterolateral del tálamo (Mazars) y la sustancia gris periacueductal (Richardson y Atal).

Los efectos beneficiosos de la neuroestimulación sobre los síndromes dolorosos crónicos son debidos a varios factores, principalmente a una inhibición que conlleva el bloqueo de las vías del dolor, pero también a una estimulación de la producción de endorfinas tanto en el nivel

---

[34] Método de conducción de un instrumento quirúrgico que permite efectuar una intervención en una zona precisa del cerebro.

del asta posterior de la médula espinal como en el del tronco cerebral.

Las neuroestimulaciones son el resultado actual de las investigaciones sobre el control sensorial del dolor. Es posible disminuir, incluso suprimir, las sensaciones dolorosas por medios puramente físicos, pero, a pesar de todas estas técnicas, suelen alcanzar el nivel consciente.

Por ello se impone la necesidad de un control psicológico del dolor.

Control psicológico del dolor

Los métodos terapéuticos descritos hasta el momento tratan de hacer desaparecer el dolor, de interrumpir su transmisión, de manipular los impulsos sensoriales, hasta alcanzar un estadio ideal que sería la interrupción total del mensaje doloroso, de forma tan radical como cuando se corta la comunicación telefónica. Los métodos psicológicos, por el contrario, no pretenden la eliminación total del sufrimiento, sino más bien su reducción a un nivel tolerable. Todas estas técnicas exigen, tanto de parte del enfermo como del médico o terapeuta, mucho tiempo y esfuerzo.

El dolor, sensación física y emocional, es accesible a un control que proviene del cerebro consciente. Numerosos ejemplos fisiopatológicos lo prueban: variaciones individuales del umbral doloroso en función de los acontecimientos y mecanismos de superación del dolor relacionados con motivaciones religiosas.

Todos los enfermos que sufren ponen en funcionamiento, de modo más o menos consciente, verdaderas estrategias personales contra el dolor que, aunque no les permiten ser impermeables a sus dolores, hacen que los soporten y que aumente su umbral de percepción. Un paciente afectado de reumatismo crónico sabe modular su actividad en función del horario y del ritmo de sus dolores, evitar ciertos movimientos que los desencadenan, tener a mano los objetos que emplea cotidianamente, etc. De forma más específica, muchos sujetos experimentan de modo intuitivo los perjuicios de la introspección, la necesidad de emplear su energía, de mantener la mente ocupada, de «distraerse» de su dolor.

Los enfermos viven de forma poco clara la ansiedad como un factor de agravación del sufrimiento. Tomar la distancia necesaria para analizar la naturaleza de sus angustias, hablar de sus inquietudes a las personas cercanas o al médico son ya ejercicios susceptibles de calmar los dolores.

No es cuestión, desde luego, de predicar un estoicismo sin sentido, sino simplemente de comprender cómo nuestro conocimiento de la neurofisiología del dolor puede permitirnos emplear mejor las posibilidades de barrera inscritas en el sistema nervioso central y, particularmente, en la corteza cerebral.

Existen actualmente numerosas técnicas psicológicas concebidas para dominar el dolor. Recurren a la sugestión, la distracción, la relajación, etc. No es posible elaborar una lista exhaustiva: en este campo se producen modas y entusiasmos a veces injustificados. Pero se pueden describir los principales métodos que aportan un alivio apreciable: métodos de conducta, relajación, *biofeedback*, sugestión hipnótica, empleo de la terapéutica de la risa y refuerzo de las estrategias de adaptación.

Los métodos de conducta

Tratan de modificar las conductas dolorosas.

Si consideramos, como B. F. Skinner, que la experiencia personal que un sujeto determinado puede tener de sus dolores es puramente subjetiva, no transmisible al observador o al médico, nos vemos obligados a estudiar únicamente las conductas, actitudes y comportamiento inducidos por dichos dolores. Los conductistas, en inglés *behavioristas*, postulan que el dolor tiene como base conductas que han sido reforzadas o recompensadas. Eliminar las «recompensas» es el modo de abolir las conductas del dolor.

Por ejemplo, un sujeto que se queja de dolores obtiene como «recompensa» la atención y la simpatía de las personas cercanas, medicamentos impresionantes y posiblemente una indemnización de la Seguridad Social.

Cuando el terapeuta se hace cargo de un paciente no hace caso de sus quejas, reduce los medicamentos al mínimo, trata de hacer que el enfermo deje de quejarse, que recupere conductas normales. Tales métodos, muy autoritarios, pueden dar resultados positivos en sujetos que hagan un uso excesivo de medicamentos o tiendan a abusar de los sistemas de protección social. En realidad, sólo tienen un interés limitado, pues requieren hospitalizaciones largas y costosas, y, sobre todo, deben ser completados con técnicas de relajación y de psicoterapia de apoyo.

— *La relajación.* Constituye un componente esencial de todas las formas de tratamiento del dolor. La relajación, de la que hay varias modalidades, es ante todo una técnica de aprendizaje de la relajación muscular y del control respiratorio. Los dolores y afecciones relacionados con la tensión (dolores de cabeza, lumbalgias, calambres, etc.) manifiestan la hiperactividad del sistema simpático. Tensión muscular, irritabilidad, fatiga y ansiedad son síntomas derivados de las respuestas excesivas y repetidas del organismo a todas las agresiones cotidianas, físicas y psicológicas.

La relajación alivia sobre todo las cefaleas y los dolores cervicales y lumbares crónicos unidos a la tensión muscular. En el caso de afecciones más graves y dolorosas, constituye un complemento no despreciable del tratamiento, gracias a la relajación muscular que proporciona.

Las sesiones deben repetirse varias veces a la semana, bajo la dirección de un terapeuta, hasta que el paciente aprenda a relajarse solo.

La sofrología, el yoga y las técnicas de meditación, por sus efectos fisiológicos sobre el organismo, se asemejan a la relajación, lo mismo que el *biofeedback.*

— *El biofeedback* (retroalimentación biológica) puede definirse como una relajación «asistida». Algunos parámetros biológicos —tensión muscular, ritmo cardíaco, actividad cerebral— son vistos y oídos por el paciente. En el curso de la sesión de biofeedback, el sujeto puede seguir de este modo en una pantalla los progresos de su relajación muscular, la disminución del ritmo cardíaco y la transformación de las ondas cerebrales. Aprende a relajarse siguiendo en la máquina los progresos de la relajación.

Esta técnica se aplica a todas las enfermedades relacionadas con la tensión. En el marco de los síndromes dolorosos hay, también en este caso, cefaleas de tensión y dolores musculares crónicos que responden muy bien a este tipo de tratamiento.

— *La hipnosis y la sugestión hipnótica.* Aunque los mecanismos íntimos de la hipnosis aún no se conocen bien, es cierto que, en sujetos receptivos, conlleva, por efecto de la sugestión, una importante disminución de numerosos dolores crónicos, cualquiera que sea su clase. El sujeto, inconsciente, sigue las indicaciones del terapeuta, que le ordena no tener más dolores, ser más fuerte, más enérgico, estar menos cansado, etc. Estas sesiones efectuadas con un especialista pueden completarse o continuarse con un programa de autohipnosis a domicilio, que consiste en escuchar consignas grabadas en banda magnética.

— *El empleo terapéutico de la risa.* Recuerdo aquí[35] brevemente que la risa es al mismo tiempo un excelente método de relajación, una terapéutica contra la tensión por estimulación del sistema parasimpático, un factor de incremento de la producción de morfinas naturales (endorfinas) en el plano cerebral y, por último, un medio evidente de luchar contra la melancolía y la depresión.

---

[35] Ver mi libro *Psychosomatique du rire.*

En el marco de la lucha contra los dolores crónicos, el empleo de la risa constituye una de las mejores indicaciones, en la que se combinan varias técnicas antálgicas.

La risa supone una actitud positiva, distrae, cambia las ideas y hace olvidar el dolor. Idénticas motivaciones inspiran a las psicoterapias de apoyo.

El refuerzo de las estrategias de adaptación

Esta denominación, algo pomposa, reagrupa diversas técnicas de psicoterapia que tratan de ocultar el dolor o de transformar su percepción.

Se distrae la atención de un paciente de su dolor mediante actividades entretenidas; o bien se trata de asociar el sufrimiento a una experiencia positiva.

Se invita, por ejemplo, a un enfermo que tiene dolores en el brazo a imaginar que ha sido herido en el curso de un acto heroico. El dolor, valorizado de este modo, se hace menos penoso.

En la práctica, no hay un control psicológico perfecto del dolor. Sólo la unión de distintas formas de terapia puede producir un alivio significativo. Un entrenamiento intensivo en las técnicas mentales de dominio del dolor sólo se puede llevar a cabo en un centro especializado que disponga de personal entrenado y competente.

Éste es un argumento más a favor de la extensión de las clínicas contra el dolor, familiarizadas con todas las armas disponibles contra el dolor-enfermedad.

DMSO, la aspirina del siglo XXI

Antes de concluir este libro, me parece útil referir la aventura del dimetilsulfóxido (DMSO). Es una historia apasionante en la que se dan cita la mayor parte de los aspectos médicos, bioquímicos, psicológicos, económicos y sociopolíticos presentes en el problema del dolor crónico.

Esta historia comienza en 1963, cuando dos americanos, un médico, Stanley Jacob, y un químico, Robert Herschler, describen este nuevo medicamento: el dimetilsulfóxido. Pronto aparece como una nueva panacea, un producto que puede aliviar todos los dolores, sin efectos secundarios. Un producto distribuido universalmente, barato, un disolvente derivado de la industria de la madera, capaz de suprimir tanto los dolores de un esguince como los intensos sufrimientos de los enfermos de cáncer. Un producto sin ninguno de los efectos secundarios habituales de los antálgicos clásicos, activo por vía externa, que atraviesa la piel sin producir daños y se mezcla con los demás medicamentos para arrastrarlos tras de sí a la fuente del dolor.

La noticia se extendió como un reguero de pólvora; centenares de miles de americanos que padecían dolores crónicos, artritis, neuralgias y afecciones reumáticas lo emplearon, encontraron alivio y creyeron en el milagro. Al mismo tiempo, seis compañías farmacéuticas llevaron a cabo estudios clínicos y pruebas de laboratorio muy completas tanto en animales como en seres humanos. Pidieron a la *Federal Drug Administration* (FDA), el equivalente a nuestro Ministerio de Sanidad, que aprobara el producto y expidiera una licencia de explotación.

Fue una época algo folclórica. El DMSO es un disolvente industrial que se podía comprar en la ferretería a dos francos el litro. Se tomaban baños de DMSO, se inyectaba, se empleaba para curar a los paralíticos, a los que habían sufrido un accidente de carretera, a los dementes. La Universidad de Oregón, oscura institución provincial, donde enseñaban Jacob y Herschler, se convirtió en una auténtica corte de los milagros donde se iba a buscar la curación, a encontrar el fin de los dolores, ¡donde uno llegaba en camilla y se marchaba andando!

Hasta que, en 1965, la FDA ordenó el cese de toda experimentación relacionada con el DMSO y prohibió su empleo terapéutico. Más exactamente, rehusó darle vía libre, reclamando nuevos experimentos. Desde ese día, no se ha dado todavía la autorización de puesta en marcha.

Sin embargo, no se había observado accidente alguno en los centenares de miles de usuarios. Las pruebas de toxicidad con animales fueron negativas (excepto ciertos problemas oculares que se notaron en conejos que habían recibido dosis masivas). Multitud de enfermos y médicos proclamaban los beneficios y la inocuidad del producto.

A pesar de todos estos aspectos favorables, la FDA fue y sigue siendo inflexible, pues sostiene que no hay suficientes pruebas científicas de la eficacia del producto para concederle la prestigiosa denominación de medicamento oficial.

Sin embargo, en 1981, la FDA lo autorizó como medicamento para una sola enfermedad: la mucoviscidosis[36]. La FDA tuvo, no obstante, el cuidado de precisar que aún no aprobaba su prescripción para ningún otro uso médico.

Este pequeño primer progreso se obtuvo gracias a los medios de comunicación, en particular al canal de televisión CBS. Se adueñó del tema en 1980, provocando una esperanza inmensa en millones de enfermos con dolores crónicos. Se produjo una auténtica avalancha de llamadas telefónicas a la Universidad de Oregón. Se despertó el interés de la comunidad científica internacional, pero la Administración americana permaneció inconmovible.

El resultado es una situación absurda. Médicos desconocidos, apoyándose en su experiencia y en la confianza de sus enfermos, libran una batalla jurídica sin precedentes contra la Administración y las instituciones médicas para que se reconozcan los méritos de un producto prometedor, para hacerlo acceder al estatus de medicamento legal, hacer que se beneficie de él el mayor número posible de personas y evitar los riesgos inherentes a su empleo ilegal, en forma industrial, no purificada, que circula clandestinamente y se vende en el mercado negro, sin control médico.

La historia del DMSO plantea dos cuestiones esenciales: la de la eficacia real del producto y la de las relaciones entre la medicina, los enfermos y la sociedad.

Las investigaciones farmacológicas sobre el modo de acción analgésico del DMSO indican que disminuye e inhibe la conducción nerviosa en las fibras delgadas no mielinizadas, aumentando los mecanismos inhibidores de la médula (*gate control*). Tendría, por tanto, un modo de acción original distinto del de los opiáceos y salicilatos. Esta acción específica sobre el dolor va acompañada de una potente acción antiinflamatoria comparable a la de los corticoides. Hay centenares de publicaciones científicas y clínicas que se refieren a la biología y las aplicaciones

---

[36] Rara enfermedad congénita caracterizada por un exceso de viscosidades de las secreciones de mucus.

médicas del DMSO; la más reciente ha sido publicada en 1983 por J. C. de la Torre en los *Anales de la Academia de Ciencias de Nueva York*. Puesto que carezco de experiencia personal en cuanto a la utilización de este producto, tengo que limitarme a referir la información extraída de una lectura crítica de dichas publicaciones. Hay ejemplos y hechos convincentes sobre diversos puntos:

— Para tratar dolores agudos postraumáticos (esguinces, torceduras, contusiones), numerosos deportistas y entrenadores emplean habitualmente el DMSO en aplicación externa. Obtienen un alivio inmediato y duradero e impiden que se forme un edema. Los dolores reumáticos crónicos parecen asimismo una buena indicación para el uso del DMSO por vía externa o en baños locales que permiten recuperar una articulación móvil e indolora.

— El tratamiento de dolores neurológicos crónicos, neuralgias, algodistrofias, ciática y lumbalgias crónicas también parece producir resultados satisfactorios en las observaciones publicadas.

— La ausencia de efectos secundarios notables o peligrosos se halla bien establecida en las publicaciones disponibles. Lo cual es aún más notable cuando se conoce la multitud de efectos secundarios a veces dramáticos ocasionados por medicamentos totalmente homologados[37].

Si el DMSO es verdaderamente lo que parece ser, la auténtica aspirina del siglo XXI, ¿por qué algunos médicos y la Administración americana niegan su interés?

Para tratar de responder a esta pregunta, hay que tener en cuenta numerosos factores.

La reacción del público, compuesto de enfermos que sufren, es la de entusiasmarse con un nuevo producto, una nueva esperanza. Esta conducta, legítima, por desgracia da paso a numerosos impostores; la función de la institución médica es ser, *a priori*, prudente y reservada. No obstante, los enfermos también tienen razón. Saben lo que les conviene. Son los mejores jueces de su propio

---

[37] Hay que observar, no obstante, que el empleo del DMSO suele producir mal aliento.

caso. Si la mejoría se confirma en un buen número de enfermos, tiene que tomarse en consideración. Se debe llevar a cabo una evaluación científica sincera, pues el efecto placebo nunca basta para explicar todos los resultados.

La actitud de los medios de comunicación es la de dar relevancia a las noticias sensacionales sin sopesar muchas veces las consecuencias sobre el público, a menudo sin tomar las precauciones que se imponen para no suscitar esperanzas desmesuradas. Es la actitud de un toro en una cacharrería. Es necesario, desde luego, informar, pero, en un campo tan sensible como el de la enfermedad y el sufrimiento, una prudencia extrema debería ser la regla.

Los facultativos de la salud no deben convertirse, por ligereza o por interés, en propagadores de falsas esperanzas.

El papel de los médicos ante un descubrimiento de este tipo es naturalmene el de difundirlo y hacer que se beneficie de él el mayor número de personas. Por desgracia, no se pueden evitar los rencores y los celos que el éxito de un colega despierta en el cuerpo médico.

En cuanto al *establishment* médico, trata, ante todo, de controlar hasta el más mínimo detalle, de que nada escape a su influencia. Si se desea que el poder médico se mantenga, un descubrimiento importante sólo puede venir del vértice de la pirámide, extenderse poco a poco hasta los desconocidos y los que carecen de grado jerárquico. La aparición del DMSO, en una universidad carente de prestigio, fruto del trabajo de dos médicos de la base, propulsada por un gran apoyo popular y una importante propaganda de los medios de comunicación, sólo ha podido poner en contra a un cuerpo médico ferozmente apegado a su prestigio. Situaciones comparables se han producido en Francia, donde suele ser inoportuno que un médico quiera exitir fuera de la institución.

La función teórica de la administración de la salud es, desde luego, buscar el bien de los administrados, tomar, por tanto, todas las precauciones posibles antes de aceptar un nuevo medicamento. Pero también es propio de la administración ser ante todo burocrática, vacilante y permeable a los consejos, las recomendaciones y las presiones más o menos interesados.

Tampoco hay que subestimar el poder de la industria farmacéutica. Hay una verdadera industria del dolor, con sus medicamentos, incluso sus drogas, sus clínicas, hospitales, médicos, cirujanos, costes de producción e inversiones a corto y largo plazo. Un nuevo medicamento verdaderamente eficaz contra el dolor, desprovisto de efectos secundarios, convertiría en caducas a un gran número de especialidades farmacéuticas, en anticuados a buen número de establecimientos médicos. Si este nuevo medicamento es fácilmente disponible y barato, como es el caso del DMSO, nos encontraremos con todas las condiciones para que en la industria de la salud se produzca una crisis económica comparable a la del petróleo.

En el caso del DMSO, no dispongo de elementos que me permitan determinar quién tiene razón y quién no. He creído útil señalar su existencia debido a la esperanza que hace nacer en los enfermos y a los problemas institucionales que plantea.

Conclusiones

Voy a recordar lo que todo enfermo que sufre debe tener presente:

1. El dolor agudo, señal de alarma benéfica, debe desaparecer completamente una vez cumplida su función.

2. El dolor crónico es una auténtica enfermedad autónoma, que afecta al individuo en su totalidad.

3. Las causas de los dolores crónicos son múltiples; la labor del médico consiste en esforzarse por demostrar una etiología precisa, accesible a un tratamiento específico.

4. El dolor constituye una experiencia personal única, difícil, incluso imposible de comunicar y explicar. Por este motivo, el enfermo siempre lo conoce mejor que el médico.

5. Todo dolor comporta de modo indisociable un aspecto físico y otro emocional.

6. Los síndromes algodistróficos pueden provocar importantes algias crónicas a partir de causas con frecuencia mínimas.

7. La persistencia de un dolor crónico provoca un es-

tado depresivo; pero hay dolores persistentes que pueden ser el único síntoma de un estado depresivo.

8. Todos los medicamentos contra el dolor tienen efectos secundarios; los programas terapéuticos prolongados deben tenerlo en cuenta.

9. Todos los enfermos deben saber que se pueden aliviar con eficacia los dolores terminales; todo enfermo puede beneficiarse de un fin digno.

10. Los tratamientos del dolor crónico deben establecerse en función de la personalidad del paciente, recurriendo, según los estadios evolutivos de la enfermedad, a estrategias que asocien al paciente, al médico, la cirugía y el control sensorial y psicológico.

Índice